博客思出版社

四季五行與
芳香療法實務應用

戴愷萱/著

目 錄

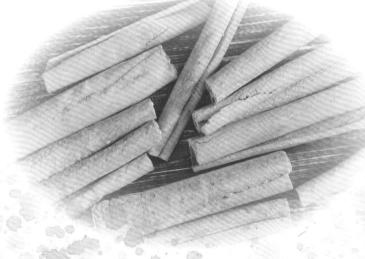

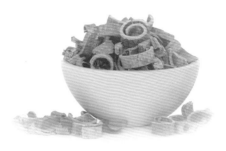

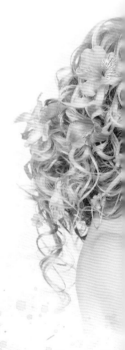

四季五行與芳香療法實務應用

推薦序

分享植物美好，開啟香氛養生之道

新莊社大芳香生活應用授課講師　余妲

　　芳香療法是西方的傳統療法，最初以植物型態的能量，對應到人類身、心、靈上整體療癒的方法。從一些古文的記載，這種西方古代早期的醫療方法，甚至蘊含著科學難以解釋的人、神之間關係上的修補。正如目前東方中醫所使用的經絡治療，以牽一髮而動全身的微妙關係，到現在的科學家仍無法完全的解釋其原由是一樣的道理。不論是西方的芳香療法亦或東方的五行經絡傳統療法，流傳至千年，必有其存在的價值。但西方主流醫學強勢的影響下，這兩種傳統醫學逐漸的式微，甚至被取而代之。在二十世紀之後，科學家雖致力於傳統的醫療研究，似乎又讓這些即將失傳的醫療技術再度從敗部復活。只是使用目前有限的科學，仍無法完全解釋傳統醫學的奧秘，也因為如此，而有待努力研究的空間仍頗大。

　　戴老師來自中國傳統醫療的世家，這樣的背景對她日後學習芳療並融會貫通中、西傳統療法有著極大的幫助。她的一些研究中，將她所學的芳香療法結合中國的五行經絡學，將植物的能量學、植物

精油化學，以經絡按摩的手法，應用於實務的養生保養學上，其豐富的經驗，可說是國內少有。

　　這本書以各種圖、表顯示出清晰易解的架構，不僅把芳香療法以簡潔、及更快速的方法傳達出重要的科學理論之外，更難得的是將中國的五行經絡學以極有條理的方式呈現，自結合兩種療法，再透過生活上的覺察，輕易地找出自己的養生處方。從自身的保健著手，養成觀查自己與宇宙大自然間變化的改變，是一種生活的態度。戴老師以身作則，將實際經驗以此書傳承下去，實屬難能可貴。祝福所有的讀者都能受益於此書，達到身、心、靈整體的平衡與健康。

推薦序

中西新舊身心的整合，
開啟芳療新視野

臺灣文創牌卡教育推廣協會理事長　周詠詩

　　看到愷萱的著作「四季五行與芳香療法實務應用」的內容，就讓我聯想到她除了芳療的多年專業經驗，還願意來學習療心卡的助人運用，也就是看到了身心互相影響，可透過不同的方法與工具來協助轉化與整合！

　　就好像這本書的內容，以五行為經，四季為緯，為一般民眾以簡易的方式標示出如何透過精油來達到身心的滋養。

　　除了理論的描述，更讓讀者可以透過表格自行檢視，至少可以達到基礎保養的功效。當然，有需要的讀者一定要再詢問專業芳療師甚至是醫師的建議。但透過本書，了解自己的特質之後，就可以運用五行的概念，選擇適合自己的精油。此外，還加上四季的運作，讓不同體質的人可以很清楚地懂得順應季節來養生。喜歡精油的夥伴，一定可以找到很多參考的書籍。從不同的角度，從基礎到進階，

從簡單到複雜的內容。但在這本書中，透過愷萱的觀點，讓東方的五行經絡，可以跟西方的精油草藥相遇。我想，這是身為東方的芳療師，在學習西方的精油原理後，又回過頭來看重東方中醫的養生之道，才能夠完成的結晶之作！

加上四季養生的觀點與經絡的介紹，搭配各種精油運用的方法，就更切合一般人的生活保健。

總之，這實在是一本內容豐富又實用的書籍啊！

喜歡精油，可接受中醫觀點，也喜歡在生活中加以運用的夥伴，真的可以好好收藏與閱讀！而且也不用急著一次讀完，可以先檢視自己的體質，在不同的季節嘗試不同的調理方式。重點是除了閱讀，還要真的在生活中實踐運用喔！

期待愷萱可以繼續研發，透過不同脈絡與精油結合，並提供一般讀者好用的生活秘訣。也期待我們可以共同研發出精油的心靈牌卡，把身心調和的滋養之道，分享給更多有需要的朋友喔！

推薦序

開創四季五行養生，
提升芳香療法新境界

新莊社大樂活芳香保養 /
崇光社大冷製造暨芳香保養品製作授課講師
張琇莉

　　與愷萱老師結緣起因於師徒關係，當得知老師即將出書真是由衷為她賀喜，而這本書將是芳療學習者的一大福音，她將芳香療法的專業結合中國人的經絡、節氣及穴位等作為現代人的養生保健指南。她的出版將經絡、節氣養生帶領芳香療法進入一個新領域，一個更適合東方人保健的圭臬。

　　由於芳香療法常運用植物所特有的物質能量與信息並以精油、植物油及純露的調配透過香氣傳遞或塗抹等方式來達到調整情緒、內分泌或紓壓按摩、皮膚保養等等目的。當東西方的養生保健精髓結合之後，以中醫經絡四季五行養生法為主軸，芳香療法為本，並搭配植物精油，輔以嗅覺感官，引領出老祖宗的養生智慧。當植物揮發其芳香分子並以最快穿透方式，在體內協助「氣」、「血」循環，並以「經絡」循環路徑，「穴位」為關鍵點，而直達腦部神經與體內各大器官系統，以達到肌肉、神經與血液、淋巴等放鬆或激勵效果。因此，我們可從

書中的檢視表隨時檢測當下身體狀況並配合時令節氣做出最適合個人身體保健的準則，並可依循書上提供的按摩保健手法，更可以隨時隨地進行毫無壓力地輕鬆保健，持之以恆，請相信自己「健康」並非是一件遙不可及的。

　　然而我現在也從事芳香療法保養教學，我非常推薦中醫養生概念為芳香療法注入新生命的概念，而愷萱老師是領頭羊的角色，她不藏私地分享個人畢生所學，相信對於我的不足之處有很大助益，這對我或學員在運用芳香療法保健上又更上一層樓。相信對於所有芳香療法愛好者而言，透過此書的分享與學習，又將個人的學習帶到新境界。

四季五行與芳香療法實務應用

推薦序

透過植物療癒的能量，
感受生命的美好

臺北城市科技大學化妝品應用與管理系
兼任技術講師　葉青娥

　　首先感謝愷萱老師的邀請，很榮幸來為她的著作《四季五行與芳香療法實務應用》一書著序，由於本人從事美容經絡芳療工作已多年，目前也致力於美容經絡芳療的教育工作，期望能有一書涵蓋芳香療法結合中醫四季五行養生概念的工具書。芳香療法是一種輔助身體療癒的自然療法，它可以透過植物的香氣及各種藥理作用，達到身心靈的平衡。而中醫本著未病防治，已病防變，健康養生的原則，運用中醫獨特穴位、技法，進行經絡養生來改善各種身體狀況，增加身體免疫力的自然療法。這本書有條不紊，非常生活化，淺顯易懂，愷萱老師她將自己生活用油經驗運用於經絡按摩上發揮很大的療效，透過仔細「觀察」並做詳實的紀錄，結合芳香療法的運用方式，與中醫陰陽五行與四季的概念，讓人們可以隨著天地變化一起來規畫生活，以此量身打造個人專屬的養生處方。

　　《四季五行與芳香療法實務應用》此書內容從

提供五行體質自我檢測表、生理諮詢概況表、精油配方使用紀錄表，讓讀者更了解自己的體質狀況，進而再透過認識芳香療法之學理及中醫養生基本概念，知悉身體屬性，五行與體質的關係，依照體質狀況，調配專屬的精油配方，再來順應四季的養生重點，實施養生重點對策，讓此書完整有系統的呈現。而書中更介紹了 12 經脈及 12 時辰養生法，還有取穴方法讓有想更鑽研經絡知識的人，更了解中醫經絡之理論基礎，及更懂得養生。最後也教導了居家養生紓壓按摩 DIY，讓大家在居家輕鬆自在學習，越學越健康。

愷萱老師從小跟著媽媽學習精湛的經絡按摩養生法更結合了自己所學的芳香療法及平時用油經驗，撰寫此本書希望受惠於大家讓學習者收穫滿滿。而此書將會成為注重身體保健者、美容或芳療從業人員及相關領域的教學者一本非常值得珍藏的實務應用書。

推薦序

集大地精華，幫自己的健康做把關

佛光大學健康與素食產業學系助理教授　　韓傳孝

　　我常在實驗室做一些抗氧化相關研究和探討，也時常對中醫理論做一些些學習。對於愷萱的認識也有幾年的時間，他真的很認真的整理資料，經過這麼多年經驗和學習，寫出一本和市面上不一樣的芳療書籍，真的很讓我佩服。當我念完這本書時，感覺這不是醫書，是一本告訴讀者健康保健的書籍；再重複讀第二次時，覺得裡面像是藏有很艱深理論，但就是讓社會大眾容易了解，自己身體的芳療工具書。再念第三次之後，感覺又不同了。

　　由於中醫五行常有給人很難懂的印象，也常常讓人覺得那些專有名詞不容易走進生活。而在本書中，我們不但可以感覺到四季不同的變化，此外還能依照書裡面的表格回應相關問題，即可輕易分辨出我們的「中醫五行體質」，真的是淺顯易懂的工具書。之前我接觸芳療的精油，光看「一大盒」的精油瓶頭就暈了，尤其那「精油公式」更是讓我頭昏眼花。然而藉由本書的整理後，即可輕易地將芳

香精油與中醫五行理論應用於實務養生上，使其內文知識可比中醫典籍的「黃帝內經」，並不是簡單兩句可解釋清楚的。

　　此外書中所提五行與五臟養生保健法，再與體質搭配，真的是讓人有種茅塞頓開的感覺。加上臉部五官與五臟的對應關係，去對應體質養生的做法，又怎麼會是一本芳療書而已。所以我非常認真推薦「四季五行與芳香療法實務應用」給各位。請大家在看這本書時，不要想一次就看完，因為當有再翻這本書時，也會跟我一樣有不同學習經驗喔！

自序

分享健康，豐富生命

　　在學習芳療之路上，愷萱一直很幸運都能遇到許多良師益友的幫助，直至要出版這本書之時，我都非常感激芳香療法用它美好的姿態豐富我的視野，並進一步地讓我體認到植物生命力所展現「放鬆即擁有」的真義。此外，也讓我能夠充分了解「正本清源」及「臣服」喜悅大自然奧秘的本意。

　　然而會想提筆寫這本書，最主要是因為在教學的過程當中，時常會碰到許多跟我當年一樣想要轉職的朋友。但是，這些朋友礙於經濟考量與對轉職期的不確定性，總是在原地打轉，遲遲不敢跨出第一步。因此，我總會以自身的轉職經驗跟與會的人分享，每當大家知道我原本是從事藝術相關類別工作時，總是一副不可置信的表情，讓我不禁莞爾一笑。

　　因此，每當有學員問我，要如何轉職當芳療師，我總會告訴他，你只需要相信大自然的力量，並抱持惜福感恩的心態，如實的將自己生活用油經驗，透過仔細「觀察」並做詳實的紀錄，然後再無私地與他人「分享」用油經驗

即可。

　　所以，本書我秉持「分享」的概念，希望可以讓更多人了解芳香療法的益處，讓大家了解「芳療不是只有侷限在做幫人做按摩而已」，它其實是一門可以讓我們更健康，更能瞭解如何愛自己的一種養生態度。因而，本書的架構我便以最生活化的「觀察」方式切入主題，搭配簡潔詳實的記錄，結合芳香療法的運用方式，與中醫陰陽五行與四季的概念，讓人們可以隨著天地變化一起來規畫生活，以此量身打造個人專屬的養生處方。

　　另外審慎建議各位讀者在參閱本書時，由於每一個人的體質與身心狀況各有不同，因此，在使用的精油安全劑量上，仍須依照自己當下的狀況做適量的調整。而其初次接觸精油者，在使用操作上若有任何疑慮，也必須尋求專業人士及醫生的的協助。如果您在選用精油上有所疑惑，或是願意分享您的使用後心得，歡迎寫信到我的電子郵件信箱：ling996@yahoo.com.tw，我將樂於和大家討論、分享我的心得。

本書使用方法

由於東方中藥學與西方香草學，都是藉由大自然的力量來提高身體自癒力的自然醫學。因此，本書將以循序漸進的方式，將芳香療法結合中國醫學的養生觀念融入日常生活中。藉此順應天地萬物生長，以回復身體與大自然的平衡定律。

然而，在使用本書之前，為了充分了解自身的各種身體狀況與健康需求，在進行初次評估時，請先利用書中所設計的簡易體質檢測表單，確認自己的體質狀況和生活習慣的需求性。其後再順應四季生、長、收、藏的生命節奏，結合中醫經絡穴道養生保健原理，再搭配芳香療法舒緩的特性來調養身心，如此必然可以幫助人們達成身、心、靈平衡的目標。

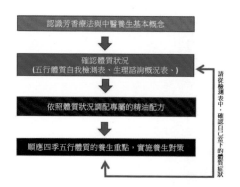

認識芳香療法與中醫養生基本概念

確認體質狀況
(五行體質自我檢測表、生理諮詢概況表、)

依照體質狀況調配專屬的精油配方

順應四季五行體質的養生重點，實施養生對策

請從檢測表中，確認自己當下的體質症狀

※ 本書是依照作者個人使用經驗與操作為依據整理收錄而成。但是每一個人的體質與身心狀況各有不同，因而有可能會出現不適現象。所以，若是在使用的過程中有發生任何異常狀況，請立刻中斷使用方式。（本書作者暨出版社對於使用上所發生的任何損害與傷害，概不負責）

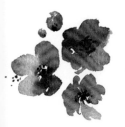

五行體質自我檢測表

* 每個人體質不同，即使在同一個季節裡，時節不同，其養生保健的方式也是截然不同的。因此，我們可藉由簡易的自我五行檢測表，去找出自我偏向的五行對應歸屬，以此搭配最適合自己的方式來達到養生保健的功效。
* 請從各種症狀中，自我檢查自己符合的有幾項，符合項目最多者，就是自身比較偏向的五行對應歸屬。

類型 題目	A	B	C	D	E
何者最符合您的體型特徵？	□身形清瘦 □四肢修長 □骨節明顯 □體毛偏多 □皮膚表面浮筋畢露	□嘴小唇薄 □手足偏小 □臉色紅潤 □容易汗流浹背 □上半身都比較魁梧	□胃口好 □形體厚重 □腰腹肥圓 □手足皆厚 □頭大、臉圓	□動作敏捷 □眉清目秀 □頸短肩寬 □鼻直口闊 □臉型大且方正	□眼大眉粗 □四肢冰冷 □肩膀窄小 □下半身肥胖 □國字臉、濃眉大眼
小計	（　）個	（　）個	（　）個	（　）個	（　）個
何者最符合您的個性特徵？	□勤奮 □沉默寡言 □完美主義 □喜歡思考 □很在意別人的看法	□講義氣 □個性急躁 □喜歡挑戰 □行事乾脆 □個性熱情主動	□個行沉穩 □處事圓融 □組織性強 □敦厚踏實 □樂於助人	□精明幹練 □有決斷力 □個性獨立 □好勝心強 □自我要求高	□膽小 □足智多謀 □聰明靈巧 □個性懶散 □容易神經質
小計	（　）個	（　）個	（　）個	（　）個	（　）個
身體容易產生的不適症狀	□容易水腫 □容易生理痛 □情緒暴躁易怒 □眼睛容易疲勞 □血壓容易偏高	□胸悶不適 □舌生瘡 □頭暈目眩 □失眠或多夢 □經常忘東忘西	□臉部鬆弛 □容易煩惱 □排便濕黏 □分泌物過多 □容易起疹子	□氣喘 □容易感冒 □經常過敏 □會咳嗽或生痰 □皮膚粗糙乾燥	□會耳鳴 □手腳冰冷 □容易感覺疲勞 □感覺精力衰退 □容易腰酸背痛
小計	（　）個	（　）個	（　）個	（　）個	（　）個
勾選總和	（　）個	（　）個	（　）個	（　）個	（　）個

生理諮詢概況表

在為自己或他人調配適用精油作養身規劃之前，需要列入的考慮狀況如下：

1. 身體本身的主要症狀，以及目前正進行的療程或中、西醫治療的細節內容。

2. 相關家族病史，包括曾經或現在所患的疾病、是否發生過意外或動過手術，以及目前正服用的藥物或健康食品。

3. 詳實紀錄自身的生活習慣，包括飲食、水量攝取、抽菸、喝酒的習慣，以及睡眠情形、經期狀況等。

四季五行與芳香療法實務應用

個案編號： _____ **記錄日期：** ____ 年 ____ 月 ____ 日

姓名： _____ 性別： □ 男 / □ 女 生日： ____ 年 ____ 月 ____ 日
職業： _____ 身高： _____ 公分 體重： _____ 公斤
電話/手機： _____ LINE ID： _____   信箱： _____
三餐飲食狀況：(□正常□不定□宵夜□清淡□油膩□辛辣□素食)   飲水量： _____ CC/天
過敏：□食物： _____；□藥物： _____ □其他： _____
生活作息：(起床時間) _____ ；(入眠時間) _____
睡眠情況：□正常 □失眠 □多夢 □易醒 □嗜睡 □其他： _____
抽菸或喝酒習慣：□有(□抽菸 □喝酒)；□無
過去/家族病史：□無 □有；病因： _____
您目前□是/□否懷孕(將影響精油選擇)   您是否有月經方面的問題： _____
重大手術： _____
其他輔助療法： _____
注意事項及使用禁忌： _____

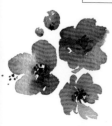

01）臉部/身體膚質狀況：	02）感染症狀位置：
03）肩膀高低：	04）脊椎狀況：
05）腹部／腸道狀況：	06）浮肉/水腫狀況：

精油配方使用紀錄表

偏好何種香氣： □花香　□果香　□木質　□草本	
主要處理症狀：＿＿＿＿＿＿＿＿	次要處理症狀：＿＿＿＿＿＿＿
使用精油名稱： ＿＿＿＿＿＿＿＿＿＿＿＿＿＿＿＿＿＿＿＿	
基質種類名稱： ＿＿＿＿＿＿＿＿＿＿＿＿＿＿＿＿＿＿＿＿	
調製容量：＿＿＿＿＿ ； 精油濃度：＿＿＿＿＿% ； 精油滴數：＿＿＿＿滴	
使用建議（居家保健）： 1 精油使用建議：＿＿＿＿＿＿＿＿＿＿＿＿＿＿＿＿＿＿ 2 生活習慣、作息調整建議：＿＿＿＿＿＿＿＿＿＿＿＿ 3 其他改善建議：＿＿＿＿＿＿＿＿＿＿＿＿＿＿＿＿＿	

四季五行與芳香療法實務應用

療程使用前後對照表

	使用前	使用後
文字敘述		
照片檔		
其他問題/關切的要點：		
使用心得追蹤：		

療程使用同意書

□我同意芳療師依據我所提供以上確實的身體健康資訊，選擇對我的身體及心理
健康有幫助的精油及芳香療法配方。

□我明白芳療師只就個人專業所知範圍內提供服務，並不作治癒疾病的保證。

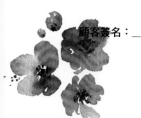

顧客簽名：_____ 芳療師簽名：_____

Part1 芳香療法概述

1-1 芳香療法的定義

「芳香(Aroma)」：係指嗅覺、芳香、氣味，「治療(Therapy)」：是指一種治癒個體的治療方式，而「芳香療法(Aromatherapy)」則是藉由植物內的精油作為媒介，在安全的劑量下，藉由各種使用方式以薰香、按摩、泡澡等方式，經由呼吸或皮膚管道進入體內，發揮其植物特性達到保健與預防身心靈疾病與保健功效。

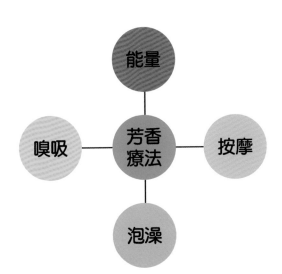

1-2 芳香療法的演進歷史

　　人類有史以來，東、西方國家就懂得運用植物來達到醫療的目的。追溯其芳香療法運用在傳統醫學的歷史軌跡可至數千年前甚至更早。

　　談及芳療運用的歷史，我們中國的老祖先早在西元前2600 年，就已經懂得在生活中運用檀香、沉香、肉桂、丁香等素材，做成線香、環香來淨化身心；除此之外，在古代西方世界裡，無論是宗教、生活或醫療領域中，芳香植物體的運用方式就佔有舉足輕重的地位，因而在聖經時期開始，東方三博士論於聖嬰耶穌的誕生時便賜予三樣禮物（沒藥、乳香、黃金）的使用相關記載。另外古埃及象形文字也詳實記錄芳香植物如何用來治療疫病、宗教儀式供奉，或是將各種芳香油脂運用在美容保養用途上，而其中最具代表性的人物，就屬埃及豔后的保養秘訣最廣為人知。

　　爾後直至歐洲在中世紀時，隨著十字軍東征，將芳香植物及蒸餾方法帶回西方並開始研究、種植，當時精油的使用流傳於中上階層人士，因而讓香氣的運用，在當時不僅是一種自然保養方式，更是被當做是一種身份地位的象徵。同時歐洲藥草植物的研究發展越來越興盛，芳香療法的使用發展在文藝復興時期到達了所謂鼎盛的黃金時期。

　　然而直至第二次世界大戰結束後，隨著科學發展西藥使用的便利性，化學藥劑及抗生素等陸續問世，人類對於西藥的依賴日益增加，由於效果迅速使用簡便，人們就逐漸將流傳數千年的香草植物療法揚棄了。但是，隨著藥物副作用和抗藥性的問題叢生，基於這種反思，古老的香草植物學又開始受到注目。在這波回歸自然的潮流之下，許多科學家即著手研究精油特性與功效。直至 1928 年，化學家蓋特佛塞（芳香療法之父）首次提出了「Aromatherapy」一詞，而開始有了「芳香療法」這一派的說法。其後，瑪格麗特‧摩利夫人（芳香療法之母）更將芳療導入美容、養生、心靈照護相關領域，讓芳療的應用提升至一個嶄新的里程碑！

1-3 精油的性質與萃取方式

　　精油對植物的生長扮演著重要的角色。這是因為精油除了具備調節溫度和預防疾病的功能外，還能保護植物免受細菌及病菌的侵害。因此，它並不只是一般在室溫下易揮發的油性物質而已，它乃是一種經光合作用而生成的有機化合物。

　　由於精油普遍存在於植物的各個部位，一般而言多貯存於植物之油腺、腺毛或植物體的空洞中，因此，可從特定植物的不同部位如(花瓣、葉子、心材、樹皮、種子、根莖、樹枝、草根部…等)特定部位取得提煉精油的來源。所以，萃取過程中只有小的、易揮發、不溶於水的物質，才能從植物中分解出來。而且植物體也會隨著化學組成的改變而有不同的獨特氣味。

　　綜合其上述植物特點，常見精油特質如下：

　　一、每種精油皆具有天然的化學成分結構。

　　二、精油能溶於酒精與油脂，不太溶於水。

　　三、在使用上不需依賴做助燃動作，因為揮發性高。

　　四、分子非常細小，各種使用方式能輕易被人體吸收。

　　然而分析植物的芳香分子結構，最主要的成分皆是以碳和氫為主，因此只要用對方法，就能從植物體中萃取出合宜的精油。所以若是想要取得植物體中的精質，在植物採收之後，就須要進行萃取動作。而其中最常見的精油萃取方式包括：冷溫壓榨法、水蒸餾法、蒸氣蒸餾法、脂吸法、溶劑萃取法、超臨界流體萃取法等。因其每一種方式各有優劣，而下列即依照植物材料性質的不同，介紹各自最適合的萃取方式。

常見精油的萃取與使用方式

冷溫壓榨法	萃取物質類別多以柑橘類精油果皮萃取，不需要用到高溫破壞方式，但所得物質需再經去除雜質程序。
水蒸餾法	水蒸餾法是最普遍使用的萃取方式，主要是將植物原料與水混合加熱至沸騰，使得精油與水蒸氣一同蒸餾出來，由於精油比重較小而留於上層。以此萃取方式可得到精油及其副產物純露。
蒸氣蒸餾法	植物上方噴入蒸氣，濾過植物組織再用冷凝管收集水氣與精油分子，在分離出純露。
脂吸法	此法為古老精油萃取方法，多用於珍貴的花材，因需耗費大量人力、物力無法大量製造，以經濟的觀點來看不符合經濟效益，現多為觀光用途展示。
溶劑萃取法	植物無法經由蒸餾高溫萃取方式取得，萃取所得物質稱為原精（absolute），利用化工溶劑萃取如：石油甲苯、丙酮、乙醚或正己烷等揮發性溶劑內轉移香氣成分。
超臨界流體萃取法	利用二氧化碳為臨界流體萃取媒介，是將溫度及壓力以超過臨界點的狀態下，將臨界流體的物理性質介於氣相與液相之間，流體的黏度接近於氣體而密度接近於液體，於此高壓的狀態下將精油從植物中溶解出來，其萃取快速、過程所需時間短，溶劑與香精之間並不會有化學反應，整個過程皆在低溫下進行，適用於對熱不穩定之精油成分，但設備龐大及成本高昂。

1-4 精油的化學分子類型

　　精油化學在現今精油使用上有著舉足輕重的地位，早年精油使用仰賴於前人的使用紀錄與芳療師個人使用經驗的傳承。現代由於科學進步，藉由實驗室的分析，將每種精油所具有的精油化學分子做更精確的記錄，依其特性及百分比來對應於人體的作用，讓精油在使用上更具科學性及資料庫的建立。

　　精油的化學分子類型概分為十類：萜烯類、醇類、酚類、醚類、醛類、酮類、酸類、酯類、香豆素、氧化物

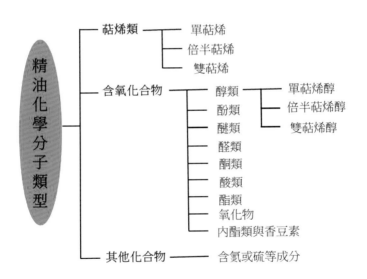

精油成分屬性表

化學成分	描述	建議用量	特色	主要作用	
氧化物	大部分屬於桃金孃科家族		易溶於酒精，具有強烈香氣	抗發炎、止痛、抗菌	活絡呼吸系統的…可以幫助消化系…
酸類	又稱為「羧酸」，精油中含酸量非常少，而其酸較常出現於純露中，其親水性的分子，與醇反應產生酯類。		促進黏膜組織新生	抗發炎、止痛	提振皮膚、消化…能，促進細胞修…
醛類	具檸檬味，以檸檬草最顯著容易造成皮膚不適應症狀。	1％以內	發揮及作用快、易氧化，有檸檬味	抗發炎、抗病毒、抗感染、鎮靜、提振消化系統、抗真菌	低劑量可鎮靜中…血管、稍微降血壓…
醇類	不刺激皮膚也幾乎無害，故醇類可用於老人和小孩。		極性分子較親水，溶於酒精不安定容易起化學反應，不易造成皮膚敏感	細胞再生、抗病毒、抗感染、放鬆、止痛、殺菌／抗真菌	防腐劑，具有利尿的效果、提升肝…
醚類	醚類分子在精油中很少見。僅以微量出現但作用強勁，且時常會被誤以為是氧化物。	低劑量短期使用	不溶於水、但溶於酒精	抗發炎、抗感染、鎮靜、抗痙攣、止痛	促進身體代謝平…沮喪憂鬱的情緒…衡神經系統
酯類	由醇和酸變化而來，通常帶有濃濃水果香		不易溶於水、較穩定、帶有水果香	抗發炎、鎮靜、抗痙攣、止痛	平衡交感和副交感…新陳代謝
酚類	結構呈現很強的陽性反應，故其化學性相當活潑，神經系統和免疫系統的興奮劑。	低劑量短期使用	稍溶於水，中度揮發	抗病毒、抗感染效果強、止痛、抗菌	容易造成皮膚不適…對皮膚粘膜組織有…的影響
酮類	單萜酮/倍半萜酮，酮類分子是脂肪族或芳香族的化合物。	低劑量短期使用	稍溶於水，中度揮發、易結晶，肝臟不易代謝	分解粘液、抗病毒、抗凝血、鎮靜、促進傷口癒合、止痛、助消化	可促進皮膚再生、組織增生、並具有補…管及靜脈曲張、改…
萜烯類	帶水果香，高濃度的萜烯，適合日常皮膚保養，調油中加入此成分的精油可作為天然除臭劑。			疏通、抗菌	鎮靜神經／稍微有…
內酯類/香豆素	分子較大不適合蒸餾法，只有冷壓和溶劑萃取的精油類較發現此成分，該成分比酮類更具有強大的祛痰及舒緩黏膜的功能，其中重要的分子為香豆素。			降溫	舒緩黏膜炎

四季五行與芳香療法實務應用

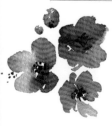

特性/生理屬性			心理屬性	代表精油	注意事項		
增強免疫力	止咳去痰		增進邏輯思考	迷迭香、白千層、香桃木、尤加利、穗狀花序薰衣草	容易肝臟代謝失調		
				安息香、金合歡	與醇反應產生酯類		
		降血壓、解熱	抗焦慮、給予溫暖與慰藉	肉桂皮、山雞椒、檸檬草、香蜂草、薑、檸檬尤加利	易刺激皮膚粘膜		
增強免疫力 內分泌系統	利尿		親切溫暖、給予歡愉的感受	花梨木、橙花、天竺葵、玫瑰草、茶樹			
可激勵免疫系統 調節神經功能	祛風	麻醉	抗沮喪	羅勒、茴香、洋茴香、肉桂	高劑量使用讓人呆滯		
			鎮靜、放鬆	苦橙葉、薰衣草、快樂鼠尾草、羅馬洋甘菊			
增強毅力 刺激神經	降低膽固醇 可提高血壓、體溫		激勵、給予溫暖	丁香、百里香、野馬鬱蘭、月桂	易刺激粘膜造成皮膚敏感	低劑量使用	內服易引起肝毒
促進呼吸道，淡化痰液	對神經有潛在毒性		使精神清澈、開啟靈性	樟腦迷迭香、大西洋雪松、永久花、鼠尾草、牛膝草	具有潛在神經毒性	長期或高劑量使用可能傷害中樞神經	內服易引起肝毒
			除臭	除佛手柑外，所有柑橘類			
	化痰		降低體溫	佛手柑、歐白芷、葡萄柚	易造成皮膚過敏和光毒反應		

四季五行與芳香療法實務應用

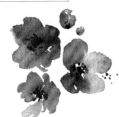

1-5 精油主要進入人體吸收途徑與機轉

植物因其天然且複雜的化學分子特性，透過內用、外用及嗅吸等的使用方式，進入我們的身體，產生直接或間接的作用。唯有在透過瞭解其吸收路徑，及正確安全劑量使用方式，才能讓芳香植物產生我們所需的效用。

另外，由於精油的吸收途徑和代謝的過程和人體的關係非常密切，因此，從各方研究文獻歸納出，精油進入人體之途徑可分為：

精油吸收途徑	精油使用機轉
嗅吸	精油藉油吸聞的方式進入身體，從嗅覺神經經過嗅覺系統，對大腦邊緣系統及丘腦下部發揮作用。此種使用方式，能直接經由嗅覺影響邊緣神經系統，改變情緒及相關生理反應（血壓、心跳、呼吸等）及內分泌。
皮膚吸收	精油主要經由汗腺進入身體。汗腺與毛孔越多的皮膚部份，精油的滲透就越快。而且由於精油分子小，脂溶性高，再經植物油稀釋，可以攻輕易透過皮膚進入身體，所以大部份精油被皮膚吸收後，在 60 分鐘後就能在呼氣中偵測到。
口服	口服精油經由胃、小腸、大腸等消化道中黏膜的吸收後，進入血液循環系統至肝臟吸收及代謝，絕大部份的芳香份子會透過腎臟經尿液，或由腸、肺臟和皮膚排出。然而，有些精油容易對黏膜及消化系統造成刺激、腐蝕的關係。因此，每當經過消化道的黏膜組織時，容易造成腸胃道的不適及傷害，故除經合格芳療師協助下方可使用，切不可自行服用。
當塞劑使用	此法是將精油製作成陰道或肛門塞劑使用，讓精油成分從陰道或直腸被體內吸收。但此種方式是透過黏膜層的吸收進入血液中，所以在血液中的濃度會增高，並會刺激黏膜，故在精油的濃度上亦要小心使用。

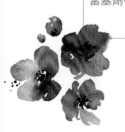

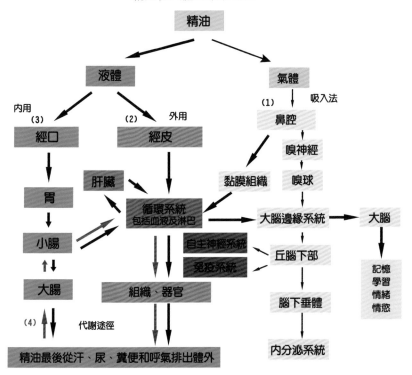

精油在人體的吸收途徑

(1)精油是藉由鼻子呼吸進入體內的途徑。

(2)精油是藉由皮膚直接塗抹進入體內的途徑。

(3)精油是藉由直接口服進入體內的途徑。

(4)精油是藉由肛門或陰道以塞劑方式進入體內的途徑。

1-6 認識能夠讓精油充分發揮功效的植物基底油

芳香療法所使用的植物基底油，大部分是從植物的堅果或種籽中萃取而來的。其萃取方式是透過植物的堅果、種籽經過壓榨萃取方式或將植物的某個部位於浸泡油中放置數週而得到的油脂。而其植物基礎油（也稱基底油）主要是為了稀釋、緩衝、穩定、輔助純精油，避免高純度精油直接接觸皮膚而造成刺激的主要介質。

另外，由於一般常見用於芳香療法的植物基底油，具有高度的皮膚滲透性，其中最具代表的成分有：（油酸、棕櫚油酸、維他命 E、亞麻油酸）等，都是植物油可提供給予我們取代肌膚皮脂分泌，延緩老化現象產生的養份。因此，若與精油混合後可以幫助鎖住精油，並可以協助精油被人體的皮膚吸收。但相較於精油，植物油的化學結構較大，而且不易揮發，所以每當在選用植物基底油時，最好挑選以不破壞油質組成，及保有原來的植物的營養物質的植物基底油為主。

然而由於植物基底油和精油一樣，各具有獨特的性質與用途。但是因為植物基底油很容易變質，一旦接觸到空氣、高溫、水分和光線都會促使油品腐敗和產生油耗味。因此，最好的使用方式是少量購買，並將植物油儲存密封在容器中，放在室內陰涼處並盡量避免空氣接觸，並且在使用期限內盡速用完。

因此常見植物基底油的特性歸納如下：

1) 具抗菌、消炎效果

2) 具備豐富的營養素，可提供人體養分吸收。

3) 可提供皮膚更好的滋潤與保護，加強體內新陳代謝的運作。

4) 具有良好的延展性，可以幫助緩衝、協助精油的吸收與滲透。

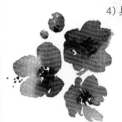

1-7 芳療適用植物油介紹

　　由於植物基底油就像精油一樣，各自具有獨特的性質和用途。而且又富含脂肪酸及各種營養素，所以，對皮膚有很好的養護效果。此外，植物基底油還可以用來稀釋精油或單獨使用。因此，本書針對芳療用途上，較常使用的幾款植物基底油進行介紹。

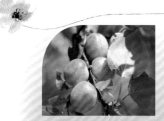

甜杏仁油
【學　　名】Prunus dulcis var. dulcls
【科　　名】薔薇科
【注意事項】對堅果類過敏的人不適合使用

萃取自甜杏仁種子，因為含有大量油酸成分，並具有滋潤及抗發炎的特性，所以適合用來處理皮膚搔癢、乾燥及發炎的皮膚，亦可過濾25% 太陽輻射線，但不可作防曬油使用。

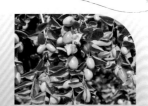

荷荷芭油
【學　　名】Simmondsia chinensis
【科　　名】油蠟樹科
【注意事項】對堅果類過敏的人不適合使用

名為「液態黃金」的荷荷芭油，萃取自荷荷芭樹種子的液體蠟，因富含養分又與人類皮脂構造相似，而其特性因能使皮膚光滑柔嫩，又具有保濕、抗菌及調整皮脂分泌的作用，所以常用於保養品中。

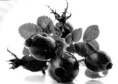

玫瑰果油

【學　　名】Rosa rubiginosa
【科　　名】薔薇科
【注意事項】容易氧化，開封後盡速用完

由於玫瑰果油富含維生素 C、B、E，因此，針對皮膚有美白、保濕、抗發炎、抗老化、促進傷口癒合的效果非常卓著。但是因為含有高度不飽和脂肪酸，所以無法長期保存。

月見草油

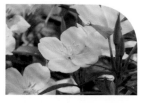

【學　　名】Oenothera biennis
【科　　名】柳葉菜科
【注意事項】容易氧化，開封後盡速用完

月見草油所含的 GLA 對人體最明顯的功用，莫過於維持細胞膜的健康，並使細胞保留較多的水分。另其具有刺激女性荷爾蒙及抗過敏作用的 r- 次亞麻油酸成分，因此，可有效減緩女性婦科相關疾病的症狀。

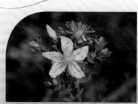

聖約翰草油

【學　　名】Hypericum perforatum
【科　　名】金絲桃科
【注意事項】避免陽光照射

聖約翰草浸泡油，因富含金絲桃素及類黃酮素，所以，能有效減緩痠痛和鎮靜神經的效能。因此，用於按摩可緩和緊張的情緒，放鬆緊繃的肌肉，並可以提高腦內血清素的濃度。

四季五行與芳香療法實務應用

推薦芳療適用植物油功效表

適用症狀	甜杏仁油	荷荷芭油	玫瑰果油	月見草油	聖約翰草油
粉刺、面皰		◎		◎	◎
敏感、發癢		◎	◎	◎	
乾性、抗皺	◎	◎	◎	◎	
保濕、生成膠原	◎	◎	◎	◎	
老化、鬆垮	◎	◎	◎		
燙傷、曬傷		◎	◎		◎
乾癬、牛皮癬		◎	◎	◎	◎
頭皮屑	◎				◎
回春、細胞再生			◎		◎
手術、傷口癒合		◎	◎		◎
扭傷、跌打損傷					◎
風濕、關節炎	◎			◎	◎
水份滯留、排毒	◎		◎	◎	
潰瘍、膿腫					◎
痔瘡、靜脈曲張					◎
抗壓力、抗沮喪				◎	◎
經前症候群			◎	◎	
不易氧化	◎	◎			

1-8 精油的調性分類

　　精油的香氛調性是以其在沒有熱源及助燃的情形，精油自然在空氣中揮發的速度，而揮發的速度快慢則是依精油成份中碳含量的多寡而定。每當碳含量多時，揮發速度就會變慢，反之碳含量少，揮發速度就快。因此，以下即以芳香精油前、中、後的調性分述之。

　　一前調：無助燃情形下於空氣中揮發性最快的，是調製香氛的第一印象，通常香氛會保留數分鐘至一小時，其香氛較具有穿透性，有激勵提振的效果。例如：檸檬、佛手柑、葡萄柚等。

　　一中調：無助燃情形下於空氣中揮發速度較慢，是整個香氛的主體，通常香氛會保留 2-3 個小時以上，其香氛較具有活力並有平衡的作用。例如：薰衣草、絲柏、天竺葵等。

　　一基調：無助燃情形下於空氣中揮發速度最慢，主要是作為香氛定香之用，通常香氛至少可以保留維持 1 天以上，其香氛非常沈穩、濃郁，因此可加深氣味，幫助香氛持續。例如：檀香、茉莉、岩蘭草等。

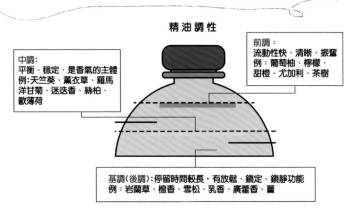

精油調性

中調：
平衡、穩定、是香氛的主體
例：天竺葵、薰衣草、羅馬洋甘菊、迷迭香、絲柏、歐薄荷

前調：
流動性快、清晰、振奮
例：葡萄柚、檸檬、甜橙、尤加利、茶樹

基調(後調)：停留時間較長，有放鬆、鎖定、鎮靜功能
例：岩蘭草、檀香、雪松、乳香、廣藿香、薑

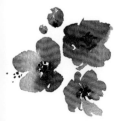

1-9 精油的調配方法

　　由於精油本身是一種精純的濃縮物質，本身的純度就很高的，再加上精油本身具有特定療效或毒性，因此在調製複方精油時，其濃度必需拿捏得好，才能對身、心、靈產生助益。但是，精油的應用心得與調配法則，都是前人累積的臨床經驗，因此，基於保護個別差異性原則的關係。所以，在調製和運用精油的準則上，**應以不造成使用者任何傷害為最高原則。**

　　調配精油時建議步驟如下：

(1)　先依照體質檢測應用方式，了解個案各種身體狀況與健康需求。

(2)　確認個案對芳香氣味的喜好度。

(3)　設定想要改善症狀的目的，再針對其症狀選擇適

精油換算方式：

精油滴數概念： 1ml 精油 =1cc 精油 =20 滴精油（不管瓶罐大小，所滴數量一樣）

精油換算方式 ： 濃度 %× 基底油容量 ×20 ＝所需精油滴數

試算範例： 調和 2% 濃度精油在 10ml 基底油中的換算方式

　　　　　 =2% ×10ml(植物基底油)× 2 0 = 4 滴（所需純精油）

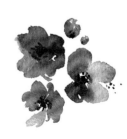

基底油和精油比例簡易對照表

基底油	精油 0.5%	精油 1%	精油 2%
10ml	1 滴	2 滴	4 滴
20ml	2 滴	4 滴	8 滴
30ml	3 滴	6 滴	12 滴

用精油種類、調製濃度及使用方式。

由於每一個人的體質與身心狀況各不相同。所以排除特殊體質、健康問題、重症病患、懷孕者……等狀況，不同精油使用方式與滴數的安全劑量也會各不相同。因此調配精油時仍須依照自己特殊的條件進行調整。尤其初次接觸使用精油者，若有不清楚的病症或狀況時，應須尋求專業人士或醫生協助。

以下便根據年齡和身體狀況的不同，建議精油濃度安全用量如下：

1. 健康成年人（排除特殊體質、健康問題、重症病患、懷孕者）

臉部： 1%~2% 的精油濃度（敏感膚質者需要斟酌更低劑量）

身體： 2%~3% 的精油濃度

局部： 10%~50% 的精油濃度（如拉傷、扭傷時需短期內加強使用者）

2. 體弱者、老人、孕婦為健康成人的一半。

2. 兒童、嬰兒、3 歲以下不建議長期使用精油

1-10 芳香療法的五感定義

芳香療法是運用芳香植物所萃取出的精油，運用「擴香」、「按摩」和「沐浴」等的方法，以獲得身、心、靈的輔助性療法。而其運用方式是透過人體的嗅覺、味覺、觸覺、視覺、聽覺五大感覺功能，把植物的荷爾蒙，經由皮膚和呼吸系統的吸收途徑，進而對人體生理和心理層面上進行調整，使身心獲得紓解，並達到皮膚保養的目的和改善身體健康的功效，因此，人們將其稱為「芳香五感療法」。而其常見的應用方式如下：

視 覺

情境的營造與佈置，都在影響著視覺精神，藉此可使人轉移心情，暫時脫離現實，完全沉浸在無壓力的環境裡，怡然自得。

聽 覺

藉由音樂能夠影響人體的中樞神經，改變心情。

嗅 覺

一般聞到好味道時，很自然會讓身心舒暢，達到釋放，而如果選對了好材料，同時還有養生、香療的作用呢！

味 覺

將植物中的精華和養分融入水中（純露、花草茶）

觸 覺

觸覺指的就是手指和身體的接觸，藉由手技按摩、經絡迴圈，來達到促進新陳代謝的功能。

芳香療法與五感之應用

四季五行與芳香療法實務應用

芳香療法	適用症狀	注意事項
沐浴、泡澡	1) 循環不良、壓力過大 2) 放鬆情緒，紓解壓力 3) 改善呼吸系統疾病	1) 時間不宜過長，以 15-20 分鐘為宜。 2) 注意水溫，尤其糖尿病患者及末稍神經不佳者，宜由旁人協助。
精油嗅吸	1) 殺菌、清淨、舒壓	1) 避免接觸眼睛及黏膜組織。
靜坐、冥想	1) 放鬆情緒，紓解壓力	1) 注意保持室內空氣流通。
經絡按摩	1) 放鬆情緒，紓解壓力 2) 循環不良、減肥瘦身 3) 消除疲倦、緩解痠痛	1) 重大疾病患者需經主治醫師同意。 2) 孕婦、老人及小孩較適宜局部按摩，且時間不宜過長。
冷、熱敷	1) 循環不良、壓力過大 2) 消除疲倦、緩解痠痛	1) 急性扭傷、拉傷者於 24-36 小時內，僅能以冷敷處理，待症狀和緩後再以熱敷處理。 2) 對於燙傷僅能以冷敷處理。如大面積燒燙傷要儘速送醫治療。

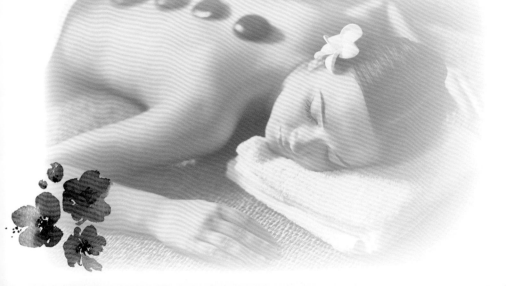

Part2 中醫養生基本概念

　　中醫的整體思維觀念，運用到實際當中其實就是「辨證施治」的理念。在《黃帝內經》中，治病其實治的不是病，治的是證。就醫學本身而言，辯證施治所反映的正是中醫的一條治療原則「同病異治；異病同治」。意思就是相同的疾病，處方仍會因人而異；反之，就算不同的疾病，也可能以相同的處方來治療。

　　然而，在中醫的看法上，施治不應該受到症狀或病名的限制，而是要先認識自己的體質與狀態開始做起。尤其中醫講求平衡理論，因此在開始治療前應先充分了解自己的體質。另外，由於體質會隨著季節、環境和身體狀況產生變化，所以，不是確認一次就一勞永逸，而是要定期確認自己當下的體質狀態，才能取回整體的身心平衡。

四季五行與芳香療法實務應用

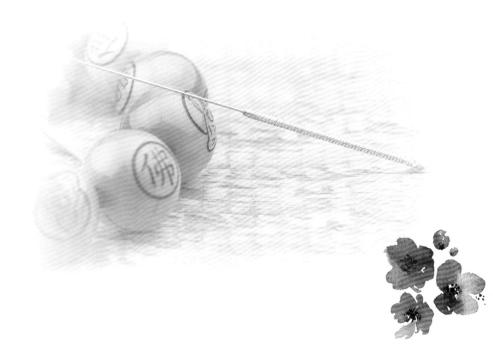

2-1 何謂陰陽學說？

　　所謂的「陰陽論」是中國古代哲學的智慧。而在陰陽學說的基礎上，認為人體是一個有機的整體。因而在各個組織部位上，可以根據陰陽對立的理論，來劃分人體組織結構的陰陽屬性。所以舉凡外向、溫熱、推動、明亮等作用的物質和功能，統屬於陽；相對靜止、寒冷、抑制、晦暗等作用的物質和功能，統屬於陰。此外，人體臟腑組織的陰陽屬性，就大體部位來說，上部為陽，下部為陰；體表屬陽，體內屬陰。就其背腹四肢內外側來說，則背部為陽，胸腹部屬陰；四肢外側為陽，內側屬陰。以五臟而言，五臟屬裏為陰，六腑屬表為陽。因而綜合上述歸納陰陽的特點如下：

　　陰的主要功能是：冷卻、使濕潤、放鬆與促進睡眠。

　　陽的主要功能是：溫暖、促進活力與刺激。

　　然而在中醫觀點裡，陰陽的調和平衡狀態是健康的基石，而中醫平衡的理論又以陰陽「相互對立制約和互相協調轉化」的特點，來作為診治疾病的原則。而其芳香療法植物精油的特性，基本上又可粗分為具激勵效果及安撫效果兩大類，因此可以和陰陽的論述相互呼應。所以，每當體內陰陽失衡時，也可依其人體的陰陽屬性來調配適當的精油使用。例如：激勵效果之精油適用於陰性體質，而安撫效果之精油使用於陽性體質。

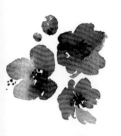

2-2 認識組成身體的三個要素「氣、血、水」

　　氣、血、水是維持人體生命活動的物質基礎，是構成人體的三大基本要素。若三者是平衡狀態，身體與精神的狀況就會平順良好；若有一方不足或運作不順暢，身心就會產生不適症狀。

　　「氣」屬於生命中的能量來源，雖然「氣」無法為肉眼所見，但一般認為，在白天時「氣」會環遍於體表之間，保護我們的身體；夜晚則循環於體內，針對身體不適部位進行修復工作。由於「氣」具有保護身體、促進新陳代謝、維持體溫、將水分轉換成汗水或尿液的功能，是維持身體運作所需的基本物質。因此統整「氣」的功效如下：

　　　　移動物質 --- 促進血液循環與新陳代謝，幫助身體的生理發揮作用。

　　　　溫暖身體 --- 活化身體功能，維持正常體溫。

　　　　防護功能 --- 預防病毒與寒氣入侵體內，以保護身體。

　　　　固攝作用 --- 預防體液流失、內臟下垂。

　　　　氣化作用 --- 促進體內廢棄物排出體外。

　　「血」意謂著血液。是營養的泉源，作用在補給全身養分並提供潤澤。此外，中醫還認為血和精神活動也有密切關係。因此，若是人的血液充足，就會感覺到精神飽滿，而一旦血液不足，則容易會有煩躁難耐或失眠的狀況。而血的不足或停滯，分別稱為「血虛」與「血瘀」。

　　「水」我們的身體裡，存在著淋巴液、唾液、汗液、尿液、淚水等各式各樣的體液，而「水」所指的就是這些除了血液以外的水分。水能賦予全身潤澤與營養，並且能讓關節活動更加流暢。雖然水不足，也可稱為「津虛」，但這裡卻

四季五行與芳香療法實務應用

不這麼用，因為體內津液不足時，也容易產生「血虛」，所以多半會將兩者合稱為「陰虛」，另外，如果過剩導致停滯不前時，就會產生「水滯」的狀況。

由此可知，身體的生理功能若要運作順利，就需要讓身體的「氣、血、水」保持互助與牽制的密切關係才行。因此，藉由「氣、血、水」三者，來判斷自己是屬於何種體質，順時養生，並藉由體察自身不足的地方，排出過剩的物質，才能使身體獲得穩定平衡的關係。

以下即是針對「氣、血、水」體質失衡時常見症狀所做的整理。

氣的症狀	
氣虛體質	氣滯體質
☐多汗	☐容易淺眠
☐呼吸急促	☐經常心悸
☐容易疲倦	☐手腳發麻
☐容易感冒	☐記憶力下降
☐身體冰冷	☐肌膚缺乏光澤
☐膚色偏白	☐容易頭暈目眩
☐腸胃功能不好	☐糞便又乾又硬
☐聲音沒有元氣	☐頭痛、肩頸痠痛
☐突然站起來，容易頭昏眼花	☐唇色與指甲顏色偏淡
血的症狀	
血虛體質	血瘀體質
☐乾咳	☐經常嘆氣
☐容易健忘	☐容易頭痛
☐容易便秘	☐肩頸僵硬嚴重
☐雙頰紅紅的	☐容易累積壓力
☐皮膚乾燥粗糙	☐容易煩燥沒耐心
☐容易口乾舌燥	☐喉嚨下方有異物感
☐容易食慾不振	☐生理期前很不舒服
☐半夜嚴重發汗	☐經常性的便秘和下痢
☐喜歡冰涼的東西	☐腹部容易凸出、脹氣
水的症狀	
陰虛體質	水滯體質
☐高血壓	☐容易水腫
☐高血脂	☐容易胃脹
☐容易燥熱	☐分泌物的量多
☐覺得虛冷	☐容易噁心、嘔吐
☐容易產生黑眼圈	☐舌頭感覺腫腫的
☐嘴唇與舌頭呈紫色	☐夏天特別不舒服
☐相同部位經常悶痛	☐有排軟便的傾向
☐有頸部挫傷或有難產的經驗	☐經常生痰或分泌口水
☐經血顏色偏黑，容易出現血塊	☐感覺自己體重持續增加

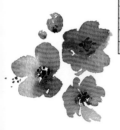

氣、血、水體質症狀總解析

「氣虛體質」

「氣虛」是因為為能量不足而引起的倦怠感，容易讓人變得有氣無力。此外也容易因為免疫力低落，而引起腸胃相關疾病。例如：食慾不振、倦怠感、胃部不適、腹瀉、感冒等症狀。

《養生對策》建議飲食要均衡，避免情緒激動，生活作息務必保持正常，若能搭配適量的運動方式，例如：溫和的有氧運動或是簡易伸展運動，身體的不適症狀必能獲得改善

「氣滯體質」

「氣滯」的主要症狀是表示氣的循環不佳。例如：生活上的壓力及不規律的生活作息等原因，造成自律神經失調與情緒暴躁的狀況，都是因為氣滯所引起的。須留意如：煩躁、自律神經失調、暴食症、淺眠等症狀。

《養生對策》盡量增加戶外及群體活動，多看書多聽音樂，少喝含咖啡因的飲料，記得隨時提醒自己作個深呼吸，保持愉悅的心情。

「血虛體質」

「血虛」是指血流不順，造成全身循環不佳，血量也容易有不足的傾向。由於血虛會讓新陳代謝及消化吸收功能變差，導致食物中攝取的養分無法運送到所需部位。因此，身體容易會有健忘、身體冰冷、肩頸痠痛、心神不寧的情形。有鑑於「氣為血之帥」的關係，身體的氣要發揮作用才能幫助血的活化。

《養生對策》注意保暖，盡量避免熬夜，春夏加強養陽並保持良好情緒，以免過度消耗血液，造成血虛。

「血瘀體質」

「血瘀」是指血液循環遲滯不通暢，而滯留在身體各處的狀態。引發血瘀的主要原因是過度勞累、壓力、運動不足所造成的。因此，身體容易會有黑斑、頭痛、肩膀痠痛、生理痛、高血壓的症狀。

《養生對策》避免久坐、勞心過度和情緒的劇烈變化。應保持充足睡眠，並且要適度運動，若能泡澡和多溫熱腰部，也能有助改善血瘀的狀況。

「陰虛體質」

「陰虛」是指提供身體潤澤或冷卻體內熱氣的「水」或「血」處於不足的狀態。由於陰虛會悶住壓力等因素所造成的熱氣，讓身體變得更燥熱。所以須留意便秘、口乾舌燥、尿量稀少且顏色濃的狀況。

《養生對策》記得要避免大量出汗，並多喝白開水，避免發怒和吃麻辣燒烤食物，睡前可以喝生奶安神，也可多食用黑、白木耳等食材來滋養身體。

「水滯體質」

「水滯」是指津液滯留，水分不容易排出體外，造成水分代謝紊亂的狀態。水滯的特徵是身體容易產生水腫、分泌物過多、身體沉重有氣無力的症狀。

《養生對策》平日需注意避免攝取過多冰冷的食物或水分，建議可多運用烤箱或蒸氣室等設備，幫助自己身體多流汗，藉以排出體內多餘的水分。

氣	氣虛體質 （體內氣不足的狀態） 避免情緒激動 避免激烈運動	氣滯體質 （體內氣停滯不前） 避免情緒抑鬱 避免嗜食油膩、甜食
血	血虛體質 （體內血不足的狀態） 盡量避免熬夜 避免用眼過度	血瘀體質 （體內血液停滯不前） 避免勞心過度 避免久坐不動
水	陰虛體質 （體內水氣不足的狀態） 避免生氣發怒 避免煎炸燒烤的食物	水滯體質 （體內水停滯不前） 避免疲勞困乏 避免水液凝滯不化

2-3 何謂「五行」學說？

　　五行是中國古代哲學認識物質世界的一種方法，五行學說認為，宇宙間的一切事物都是由木、火、土、金、水這五種物質所構成。因為人體也是一個小宇宙，各臟器之間有著相互依存的關係，進而形成統一的整體。

　　中醫學根據五臟在人體中的不同作用和特性，將五臟和五行逐一做對應，發展出了中醫五行學說。其中，肝具有生長或發展的特性，與木的特性相類似，故屬木；心具有溫暖、上升、躁進的特性，與火的特性相類似，故屬火；脾具有孕育、滋養萬物的特性與土的特性相類似，故屬土；肺具有收斂、沉降、穩定的特性與金的特性相類似，故屬金；腎具有向下流動、纖柔、寒涼的特性與水的特性相類似，故屬水。

五行	自然界							人體					
	五季	五化	五氣	五色	五方	五味	五音	五臟	五腑	五官	五體	五志	五華
木	春	生	風	青	東	酸	角	肝	膽	目	筋	怒	指甲
火	夏	長	暑	赤	南	苦	徵	心	小腸	舌	脈	喜	臉
土	長夏	化	濕	黃	中	甘	宮	脾	胃	口	肉	思	唇
金	秋	收	燥	白	西	辛	商	肺	大腸	鼻	皮	悲	體毛
水	冬	藏	寒	黑	北	鹹	羽	腎	膀胱	耳	骨	恐	頭髮

2-4 認識五行之間的生剋關係

　　五行學說認為，宇宙間一切事物都是由這五種物質的運動與變化所構成。並認為這五種物質是在不斷運動、變化之中，具有相互資生、相互制約的關係，倘若五行出現過盛或過弱的情況，就無法按正常的規律來達到生剋關係。如此便會產生過旺者拒絕被剋，而過弱者又無法行相生之循環，故在運用時，需注意五行的平衡關係，旺者宜洩，弱者宜扶之。然而，任何事物並非相生就好，相剋就壞，而是相輔相成，才能得以運行。如同四季的遞移般，彼此之間維持平衡的同時，時時刻刻也在變化著，才能保持宇宙萬物的平衡。因此，我們可將五行相生視為「輔助」的關係，而將五行相剋則是為互相「制約」的關係。

五行相生：指的是臟腑之間互相連繫和促進的關係。

五行相剋：指的是臟腑之間互相抑制和制約關係。

五行相乘：指一方過於旺盛，導致產生過強的剋制現象。如木剋土，若彼此皆為平衡的狀態，則為制約，倘若木過於強盛，則會造成損害。

五行相侮：本為被剋的一方太過旺盛，產生反方相剋制的現象。如木本剋土，但若遇上土盛且強之際，則會遭其折損。

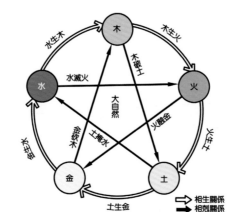

五行之間的生剋關係圖

2-5 認識五行與五臟之間的相互關係

　　五行是由自然界中的「木、火、土、金、水」五種元素組合而成。五行元素在自然現象、生活飲食、農業莊稼各方面無所不在，而且都是以同樣的運行法則交相循環，並且各自表態著。然而，由於臟屬陰，腑屬陽；陰主裏，陽主表。一臟一腑，一陰一陽，一表一裏相互配合，形成了臟腑之間的密切關係，簡稱為「臟腑相合」。而每一對臟腑之間在結構上，主要有經脈相互絡屬；在生理上，相互為用，相互協調；在病理上，又可相互影響。

五行臟腑特性表

五行屬性	臟	腑	特性
木	肝	膽	肝：調節自律神經系統、消化系統、循環系統等功能 膽：主要是儲存膽汁，並具有決斷事物的功能
火	心	小腸	心：調節部分神經系統和循環系統 小腸：具有消化與吸收食物的功能
土	脾	胃	脾：調節消化系統功能 胃：消化食物，並送至脾，以利氣、血、水的生成
金	肺	大腸	肺：調節呼吸系統、淋巴系統等功能 大腸：負責將食物殘渣化為大便，然後排出體外
水	腎	膀胱	腎：調節內分泌系統、運動系統等功能 膀胱：主要進行尿液排泄

「五行」過盛與不足症狀 對照表

　　「過盛」是指身體本來有的卻過多；「不足」是指身體本來有的卻不足。

四季五行與芳香療法實務應用

	過盛	不足
木	□情緒不穩	□視力模糊
	□食慾旺盛	□精神不濟
	□肩頸容易僵硬	□臉色蒼白或發青
	□容易煩躁、疲累	□有貧血、暈眩狀況
	□眼睛容易疲勞、充血	□有氣無力，反應遲緩
火	□紅光滿面	□頭暈目眩
	□口舌生瘡	□歇斯底里
	□個性急躁	□手腳冰冷
	□心神不寧	□失眠或多夢
	□胸悶不適	□經常忘東忘西
土	□容易水腫	□腸胃較弱
	□排便濕黏	□容易煩惱
	□臉部鬆弛	□膚色泛黃
	□分泌物過多	□虛胖、無力
	□容易起小疹子	□食慾不振、食慾異常
金	□喉嚨會痛	□呼吸急促
	□胸部緊悶	□久咳不癒
	□容易發燒	□身體容易浮腫
	□有血便或痔瘡	□慢性腹瀉或便秘
	□鼻塞、容易有鼻炎	□皮膚粗糙、乾燥
水	□會耳鳴	□排尿異常
	□容易失眠	□膚色黯沉
	□四肢容易水腫	□感覺精力衰退
	□容易感覺疲勞	□腰痛、腿部無力
	□睡覺時嚴重盜汗	□反覆罹患膀胱炎

2-6 面部五官與五臟的對應關係

　　自古以來，傳統中醫即認知到人的臉形、氣質、性格與五臟六腑有相互影響的關聯性。因此，身體內部的狀態，會反應在外觀上。所以，對養生保健而言，若能維持體內臟器健全，並能保持其運作正常，臉上的氣色就會好；反之，如果臟腑的功能有任何不協調，臉上也會產生變化。

　　此外，由於中醫學是將每一個人都視為獨立有機的整體，所以認為人會因為自身所處的自然環境（包括季節氣候變化、地理環境）及社會因素（社經地位、社會進步與否）而影響到生理活動、病理變化及疾病的診斷。因此，《黃帝內經》即按照五行的木、火、土、金、水的概念，將人體的體質，區分為木行人、火行人、土行人、金行人、水行人等以利區分症狀。

　　然而，由於人體也會因為體質上的不同，其反應體內臟器的虛實也會所不同。因此，若想進一步瞭解自身體質的概況，可以透過「五行體質自我檢測表」及「生理諮詢概況表」來判斷所屬的五行體質狀況，其後再透過面部「望形態、望神態、望臉色」的綜合考察來瞭解五臟六腑的內在變化。

望形態：

　　「形」是一個人精氣盛衰的外在表現。望形態就是根據《內經》所載，把人歸納為木、火、土、金、水五種類型，同時對每種類型的臉部表情、形態、體質狀況做了較為詳細地闡述，藉此做為判斷一個人經脈氣血盛衰的參考。

望神態：

　　「神」是生命活動的總稱，透過觀神，可以瞭解一個人臟腑精氣的盛衰，也可藉由觀察人體生命活動的外在表現，了解及預測疾病的程度。

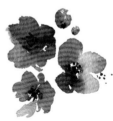

望臉色：

　　中醫的「五色診法」是透過觀察臉部的顏色變化來診察身體的健康程度，以此判斷五臟六腑的生理及病理的狀態。

四季五行與芳香療法實務應用

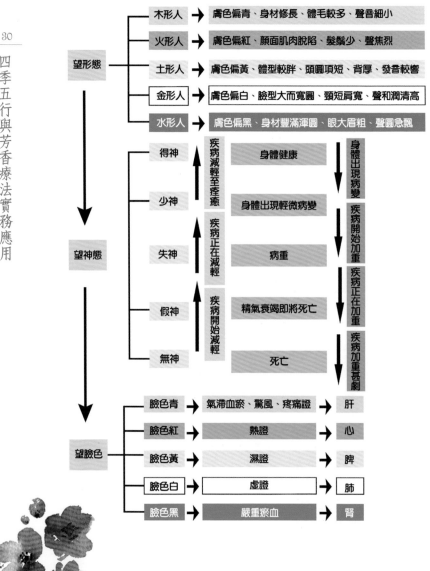

面部整體觀察流程方式：

　　以中醫整體觀而言，構成人體各個部位之間，在結構上是相互聯繫不可以分割的。而各個臟腑、經絡、形體、官竅和氣血津液等，在生理功能上的聯繫是互相協調的；而在病理變化上，又是可以互相影響的。因此，若能將面部整體觀察「望形態、望神態、望臉色」一起納入綜合考察，以此掌握人體內臟的生理和病理狀況，必能達到察外知內，知己知彼的功效。

　　由於臉部是內臟的一面鏡子，所有陽性經絡都會在臉部會合。因此，可從臉部皮膚紋理、肌肉凹陷、腫脹、青春痘、斑點分布而了解內臟問題，亦即從面部氣色變化及五官觀察，可以測知臟腑經絡氣血盛衰。

兩眼間為肝	鼻樑為心	鼻頭為脾	兩眉間為肺	臉頰外側為腎
				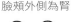

人體五臟的功用：

肝為將軍之官：表現在調節情治、促進消化等方面。
心為君主之官：一個人整體的精神面貌。
脾為諫議之官：負責機體的運化，布散精氣。
肺為相傅之官：負責呼吸功能。
腎為作強之官：蘊藏生機，腎精充盛，則人體筋骨強健，精力充沛。

臉部三焦辨症：
上焦：額頭部位，主心肺功能。
中焦：眉毛平行線至鼻部為，主消化系統功能。
下焦：鼻子下方平行線至下巴部，主腎、生殖、泌尿功能。

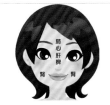

五臟在面部的反射區

肝氣通於眼	心氣通於舌	脾氣通於口	肺氣通於鼻	腎氣通於耳

Part3 芳香五行應用概述

一年四季的氣候變化，與人體五臟六腑及氣血循環的功能息息相關，因天之序，順應大自然的春生、夏長、秋收、冬藏的生命節奏，在不同的時節，掌握規律的養生原則，就能回復身體與大自然的平衡規律。

《素問‧四時調氣大論》有言：夫四時陰陽者，萬物之根本也。所以聖人「春夏養陽，秋冬養陰」。意思就是說，由於春夏是陽長陰消的時期，陽長占優勢，所以春夏要借助天地陽長的趨勢養陽；秋冬是陰長陽消的階段，因此，秋冬要利用天地陰長的時機養陰。在作息時間上，也要順應四時的變化，做到「起居有常」。此外，「五臟應節令，各有收受。」根據四時氣候的特點，人們還總結出春養肝、夏養心、長夏養脾、秋養肺、冬養腎的五臟調養法。

然而「五行」包含五種氣性，也串連著天、地、人之間互相聯繫的道理，更是提供人們追求健康本質的鎖鑰。就其字面來看，五行中的「五」，指的是五個、五種之意；「行」所指的是一種自然的運行，並順著自然規律而表現出的物質本性。所以在芳香療法的運用上，我們亦可把用於芳療的精油，根據其特質及對人體各大臟腑器官的作用，以同理歸納為『木、火、土、金、水』五大類型；再把這些屬性歸類後的精油，正確、巧妙的運用到人體各大系統中。以此促進臟腑器官的平衡、協調作用，進而幫助改善體質以激發身體達成與大自然平衡的目的。

而其五行於四季之中，皆有不同的盛衰，依照五行衰旺

的程度，又可用：盛、助、養、困、亡這五字來表示。一般來說，當令者盛、生我者助、先我者養、剋我者困、我剋者死。這五字分別有不同的意義，下列個別簡述如下：

盛：當令之氣，為旺盛之狀態。如春季之時，草木生氣蓬勃，故「木」氣最為旺盛。

助：相互輔助，隨盛氣而提升。如木能生火，故「火」在春季之時，則可隨木而旺盛。

養：旺盛之期已過，轉為休養之狀態。如「木」在春季最旺，轉到夏季則進入休養的狀態。

困：表無力之氣，顯得一籌莫展。如五行中，水本剋火，但逢夏季之時，心旺反欺水，故將「水」困住。

亡：五行最弱之時，難有反抗之力。如五行之中，水剋火。

五行的盛衰與四季的關係一覽表

季節	盛	助	養	困	亡
春	木	火	水	金	土
夏	火	土	木	水	金
長夏	土	金	火	木	水
秋	金	水	土	火	木
冬	水	木	金	土	火

3-1 五行體質養生法

＊每個人體質不同，即使在同一個季節裡，時節不同，其養生保健的方式也是截然不同的。因此，我們可藉由簡易的自我五行檢測表，去找出自我偏向的五行對應歸屬，以此搭配最適合自己的方式來達到養生保健的功效。

＊請從各種症狀中，自我檢查自己符合的有幾項，符合項目最多者，就是自身比較偏向的五行對應歸屬。

五行體質自我檢測表

類型\題目	A	B	C	D	E
何者最符合您的體型特徵？	□身形清瘦 □四肢修長 □骨節明顯 □體毛偏多 □皮膚表面浮筋畢露	□嘴小唇薄 □手足偏小 □臉色紅潤 □容易汗流浹背 □上半身都比較魁梧	□胃口好 □形體厚重 □腰腹肥圓 □手足皆厚 □頭大、臉圓	□動作敏捷 □眉清目秀 □頸短肩寬 □鼻直口闊 □臉型大且方正	□眼大眉粗 □四肢冰冷 □肩膀窄小 □下半身肥胖 □國字臉、濃眉大眼
小計	（　）個	（　）個	（　）個	（　）個	（　）個
何者最符合您的個性特徵？	□勤奮 □沉默寡言 □完美主義 □喜歡思考 □很在意別人的看法	□講義氣 □個性急躁 □喜歡挑戰 □行事乾脆 □個性熱情主動	□個性沉穩 □處事圓融 □組織性強 □敦厚踏實 □樂於助人	□精明幹練 □有決斷力 □個性獨立 □好勝心強 □自我要求高	□膽小 □足智多謀 □聰明靈巧 □個性懶散 □容易神經質
小計	（　）個	（　）個	（　）個	（　）個	（　）個
身體容易產生的不適症狀	□容易水腫 □容易生理痛 □情緒暴躁易怒 □眼睛容易疲勞 □血壓容易偏高	□胸悶不適 □口舌生瘡 □頭暈目眩 □失眠或多夢 □經常忘東忘西	□臉部鬆弛 □容易煩惱 □排便濕黏 □分泌物過多 □容易起疹子	□氣喘 □容易感冒 □經常過敏 □會咳嗽或生痰 □皮膚粗糙乾燥	□會耳鳴 □手腳冰冷 □容易感覺疲勞 □感覺精力衰退 □容易腰酸背痛
小計	（　）個	（　）個	（　）個	（　）個	（　）個
勾選總和	（　）個	（　）個	（　）個	（　）個	（　）個

人體五行體質症狀總解析：

依據《黃帝內經》五行的理論，將人的體質結合膚色、體型、稟性、態度及對自然界的適應能力，依其特徵及屬性，歸納出木、火、土、金、水五種不同的體質類型分述如下：

A 選項最多，體質上是較符合【木行】特質

木行體質的人，天生體力不強，身材瘦弱，但是做事勤勞、手足靈活。由於性格容易趨向多思多想，善於感悟，所以每當秋季落葉飄零時，特別容易感傷，導致自律神經容易失調，因此，常有心跳加快、坐立難安的情形產生。

另外針對養生防病方面，由於木行體質同屬「木」的是肝與膽，而彼此之間又互為陰陽表裡關係，並且主宰著筋骨和四肢的經絡。因此，如果木氣過盛或不足，就特別容易患有肝、膽、頭頸、眼睛、四肢、關節、筋脈、神經方面的疾病，所以，木行體質的人平時的養生保健要特別留意自己肝膽的養護。

除此之外，由於木行體質的人多風氣，而風氣好動，因此，特別容易引動肝風內動，而誘發體內肝經和膽經循行路線上的不適，因而容易造成頭痛、高血壓、中風、頭昏眼花、四肢無力、失眠等狀況產生。所以，木行體質的人，除了確保肝膽系統的養護外，還要多留意「疏肝、理脾、解鬱」的調養，並學會如何控制自己的情緒，不要輕易動怒，也不要過度憂慮。

然而，在五行生剋理論中，由於金剋木的關係，所以木行人的體質容易有多陰少陽的狀況，導致身體狀況比較容易偏虛寒。因此，在季節的養護上，大多耐春夏而不耐秋冬，因而每當感受到秋冬寒冷之氣侵襲時特別容易生病。有鑑於

此，木行體質的人，若想要維持身體健康，最重要的養生原則，就是要好好管理自身的肝膽排毒機制，並且維持每日生活作息正常和避免熬夜及過度疲勞，這樣才能確保肝、膽發揮滋陰潤燥的調和作用，以確保木氣可以柔暢運行於全身，達成養護身心靈的健康的功效。

B 選項最多，體質上是較符合【火行】特質

火行體質的人，由於氣血旺盛，因此，容易陽氣偏盛，導致性格易怒，缺乏信心。極易產生失望、悲傷等不良情緒，致使心臟功能較弱。

中醫所說的「心」，在五行中屬火，內主神和血的運行。而火行體質的人，陽熱之氣最盛，且火氣通於心，心又與小腸互為陰陽表裡的關係，所以，這類人最要注意的人體器官是心臟和小腸，其次是血脈及整個循環系統，以及心經和小腸經循行路徑上的不適狀況。

此外，由於火行體質的人對於時令的適應，大多耐春夏而不耐秋冬。這是因為「火剋金」和「水剋火」的關係。因此，如果心火不平衡，每到秋季氣候乾燥雨水少的時候，火行體質的人，就容易產生「秋燥」現象，導致身體困乏無力。如若不改善，直至冬季後，寒氣凝滯水困，必然加重腎臟的負擔，因而產生人體內不受制約的火氣反撲，不僅損傷津液，還會抑制陽氣奮起抗病的力量。

另外由於火行體質的人，容易因為心理不舒坦，而感到焦躁不安，導致火氣產生過盛或不足的現象，如果放任不予以改善，火屬疾病必會首當其衝地在身體上產生不適狀況，最常見的就是，容易患有心臟、小腸、舌、血液、牙齒、肩部、腹部等方面的疾病。所以為了穩定火氣，在日常生活中，就要懂得搭配適當的運動和保持心情愉快，養成遇事冷靜、

心平氣和的習慣。有鑑於此，一位健康的火行體質者健康與否，取決於血行是否順暢，陰陽的動靜藏散是否平衡。

C 選項最多，體質上是較符合【土行】特質

　　人體屬於土性的臟腑是脾和胃，現代醫學也把消化系統、肌肉、四肢、飲食、睡眠管理等機能系統，都歸納為「土」性所屬的範疇。由於脾胃的主要功能，是負責將水穀精微加以吸收後，在轉化為各類營養物質輸送至全身。除此之外，脾同時也具備將其所生成的血帶至血管之中，並有控制血管外漏的作用，還能防止內臟下垂的功能；而胃則扮演著輔助相應的脾，進行氣、血、水的生成的功效。因此，脾胃的健康與否，是關乎著土行體質者是否健康的重要關鍵。所以，土行體質的人，只要能隨時維護自身飲食的健康，並保持體內的陰陽平和，在心情愉悅及營養充足的情況下，身體的氣血自然就能正常運作，五臟六腑也就能均安其位各司其職了。

　　另外，由於土行之氣，是一種與其它四行之氣息息相關的體質，因此，每當轉運失去協調性，就容易出現如精神疲倦、四肢沉重、虛胖水腫的狀況。再加上土行體質的人，大部分體質容易濕氣偏重，對於時令的適應，大多耐秋冬不耐春夏，因而感受春夏之氣侵襲時較容易生病。然而春天屬木，木又剋土的關係，如果此時再加上脾胃系統也出問題，就會容易導致相剋狀況更為嚴重。所以，土行體質的人，在春天要盡量避免寒涼飲食，也不可以暴飲暴食，並且避免久居濕地，還要多意脾與胃的運化功能是否正常。才能順應時節變化，以利臟腑運化順行。

　　古人有云：「土為中原受本，秉素受納、長養之功效」。因此土行體質的人性格大都開朗，情緒豁達。所以，土行體

質者多半是屬於美食主義者，因而每當美食當前，就容易因為不忌口而發福變胖。有鑑於此，正所謂「善治脾胃者，能調五臟也」，因此土行體質的人，若能在平時的養護上多注意飲食的節制，多做運動。人的土性就會讓身體內的氣血升降有常，其脾胃功能就不容易受損，病邪也就難以侵入或紮根生長了。

D 選項最多，體質上是較符合【金行】特質

金的特性是收斂、沉降、穩定，凡是具有清潔、肅降、收斂等作用的性質，都可以歸屬到「金」。而金雖然看似堅硬，實則銳利或易碎，其特性應該是屬於嬌弱的。尤其人體屬金的臟腑是肺與大腸，相應影響健康的關鍵就在於呼吸、皮膚、消化與情緒的管理。除此之外，金行之臟腑是「肺與大腸」，而肺是居於五臟最高的位置，它能藉由呼吸將新鮮空氣帶入體內，並將體內的廢氣排出體外。因此，如果肺的功能一旦失常，便會影響到體內「氣的運行」。而其輔經大腸是人體主掌排濁的通道，也是主管分清泌濁的最終站，古人稱之為「傳導之官」。所以，一旦大腸積滯不通，就會容易有排便不順的狀況產生，如果持續沒有改善，穢氣就會反過來影響到肺氣的肅降。所以，金行體質的人，也可以透過觀察排便狀況，來觀察自身的健康與否。

由於金行體質者對於時令的適應。大多耐秋冬不耐春夏，也因為體內陽氣偏多而陰氣少的關係，所以每當感受春夏之氣侵襲時，體質就容易有聚濕生痰的狀況，導致身體特別容易產生呼吸道與大腸相關的疾病。所以金行體質的人，在平常的養生保健中要多留意自己的肺與大腸，其次是氣管及整個呼吸系統。而且也要隨時保持寧靜的心態，安養神氣，避免過度悲傷、憂愁，以利肺氣暢通，氣血調和。

E 選項最多，體質上是較符合【水行】特質

　　自然界中，水是最具有「潤下」運化全身九竅水液的的代表。人體中水屬臟腑為腎與膀胱。而中醫所說的腎，主骨和水，是人體先天之本，它主掌生命活動來源的精氣，並且具有控制生長、發育、生殖的功能，另也肩負人體水液代謝的任務，膀胱則是負責控制排尿代謝的角色。因此，水行體質者身體健康的本質，在於水屬臟腑的調節功能是否正常，如若身體出現異狀，疾病也容易反應在水屬臟腑之上。所以，水行人如果腎氣不足，就容易產生泌尿道生殖系統、荷爾蒙分泌異常等相關疾病。因此，水行人養生的關鍵，在於幫助腎臟、膀胱的正常代謝，減少水腫的機率。

　　另外，由於水行體質的人，體質容易偏陰寒而陽氣少，所以對於時令的適應，大多耐秋冬而不耐春夏，每當感受春夏之氣侵襲時大都容易生病，因此水行體質的人，要多留意的人體器官是腎與膀胱，其次是腦、泌尿系統、陰部、腰部、耳與子宮方面的疾病。除此之外，依循五行生剋原理，由於水剋火，火屬心。因此，在平時的養生保健除了要多補腎益氣外，還要多重視溫陽益氣的調養。

四季五行與芳香療法實務應用

3-2 八綱辯證與精油的對應關係

由於每個人的生活習慣及體質狀況皆不相同,因此疾病與症狀發生的原因跟病程也各不相同,所以每當在選擇精油配方時,可以透過「五行體質自我檢測表」來確認個案的體質狀況和生活習慣的需求性,以期達到類似中醫「辨證論治」的問診方式,來做到整體調和保養的目標。

而所謂的「辨證論治」是以中醫的四診方式取得相關資訊,然後再對照「陰、陽、寒、熱、虛、實」所構成的八綱,來決定治療的前提和方針,因此,辯證論治的過程,就是認識疾病和解決疾病的過程。

然而人體健康與否取決於陰陽的對立與調和,因此如果陰陽失調,身體就會出現不適的症狀,甚至會誘發疾病的產生。而中醫為了掌握這種調和關係,即以人的「病位」、「病性」、「病勢」加以分類,以此成為掌握病情的指標,其後以陰陽做為判定身體疾病的依據。

陰陽:是統攝其他六綱的總綱;

表裡(病位):是辨病位的淺深;

寒熱(病性):是辨病證的性質;

虛實(病勢):是辨別人體抵抗力的強弱與病勢邪正盛衰的依據。

而藉由這些方法所分析與判定疾病狀態的方式,就稱為「證」,其所判定的證候及適用精油的對應方式如下:

八綱辯證與精油對應表

類別	主要症狀	適用精油及對應方式
陰	陰盛則寒，陽氣被遏而不得舒展，也失去其溫煦作用，故臨床表現以畏寒怕冷、手足不溫等症狀。例如：容易疲勞、缺乏氣力。	可以選用能活化溫熱身體屬性的精油來緩解其症狀。例如：肉桂、迷迭香。
陽	陽盛則熱，故臨床表現以發熱為主症，常見多汗、口渴、面紅等症狀。例如：盜汗、喉嚨乾渴。	可以選擇屬性降溫、鎮靜、滋養的精油來改善體內症狀。例如：乳香、玫瑰。
表	「表」証是指： 新病、病程短者，病在表。例如：發燒、頭痛。	可選用能促進體感發汗，有溫熱身體作用的精油，將病菌排出體外。例如：薑、尤加利。
裡	「裡」証是指： 久病、病程長者，病在裡。例如：腹部脹痛、排尿異常。	因為症狀較為深層，因此，可選用提高免疫力和利尿功能的精油來幫忙。例如：杜松、大西洋雪松。
寒	「寒」証是指： 體內能量不足，導致生理機能衰退。例如：畏寒怕冷、面色蒼白。	可選用促進活化身體能量、促進身體循環的精油來幫忙。例如：迷迭香、肉桂葉。
熱	「熱」証是指：體內能量過盛，導致生理機能亢奮。例如：怕熱喜冷、體內分泌物黃稠。	可選用具有鎮靜安撫作用的相關精油來幫忙。例如：薄荷、羅馬洋甘菊。
虛	「虛」証是指：本來身體有的卻不足。例如：貧血。	如若輔助按摩操作，時間不宜過久，而且手法應以輕柔和緩為主，並可以選用具有溫和提振的補氣精油來幫忙。例如：薰衣草、花梨木
實	「實」証是指：身體本來該有的卻過多。例如：便祕、肝火旺。	調理時可以搭配穴道指壓按摩，並選用具有排毒效能的精油輔助使用。例如：檸檬、葡萄柚。

四季五行與芳香療法實務應用

3-3 精油協同作用與（四氣／五味／歸經）應用方式

所謂身心靈的平衡，就是指（身體、心理、精神）三方面達到合諧的狀態。這也是芳香療法的觀念與價值所在。而其芳香療法與藥草學、順勢療法的原理相同，皆是屬於自然療法的一部分。所以探討的基本架構皆是以生命、陰陽以及自然為主軸。

但是近年來因地球暖化、異常的氣候變化的關係，使得疾病和氣候、季節的關聯，備受各界關注。不過，中國最古老的醫學典籍《素問》早在二千多年前，就已經針對氣象、氣候和疾病關係做了說明。並且認為「四季的能量變化正是萬物的一切」。因此，為了因應人體受季節變換並且調和出合宜的配方，除了盡可能判定正確的體質概況外，還須掌握植物的性質與功效，如此才能充分掌握整體狀況，達到緩和症狀及預防疾病的目標。

此外，由於每種精油雖然都具有各自的特質與療效，但如果將兩種以上的不同精油混合在一起，便會產生新的化學反應，成為一種新的化合物。所以，每當精油的調和效果大於各部分的總合時，我們稱之為「精油協同作用」。但是，為了將精油調和的協同作用發揮到極致，在調製精油的過程中，調製者須先了解精油各自的特質與療效，如此才能使精油的協同作用發揮到極致。有鑑於此，闡述精油協同作用，應用於人體上的益處如下：

　　1. 緩衝刺激性物質

　　2. 降低身體的拮抗性

　　3. 相輔相成，擴大療效範圍

　　4. 保持精油的完整性，便於存放與使用

但凡適當調配精油的劑量與配伍或許能夠讓精油之間產生 1+1>2 的效果，可是這並不代表劑量越高或搭配數量越多，效果就越好。因此，在挑選運用精油之前，得先要做好「五行體質自我檢測」及「生理概況諮詢」以確認個案當下的身體狀況。

然而反觀中醫理論向來是國人養生參考的重要依據。而精油的藥性就與我們一般日常的飲食或藥材類似。所以，若想探求精油的藥性功能，亦可對照中醫所闡述的「四氣、五味、歸經」來探討。

四氣

由於所謂的「四氣」指的是「熱、溫、平、涼、寒」等四種藥性。（平性不屬於任一種性質，有時又稱為四氣）。而依其中藥的藥學屬性來分類，寒涼藥多可解熱、抗菌、消炎及鎮靜的功效，而溫熱藥則具有散寒、補陽、通經絡、提振循環的效果。

四氣的屬性、特質、相應食材與對應精油表

屬性	特質	相應食材	對應精油
熱	具有溫熱身體與興奮作用	辣椒、肉桂	肉桂、黑胡椒
溫	不像熱性那麼熱，但性質偏熱	生薑、南瓜	薑、甜橙
平	不冷不熱，性質較穩定	米、大豆	橙花、羅馬洋甘菊
涼	不像寒性那麼冷，卻具有冷卻鎮靜的功效	豆腐、絲瓜	玫瑰、薰衣草
寒	具有冷卻身體、消炎鎮痛的效能	西瓜、苦瓜	薄荷

五味

　　五味理論最早載於「神農本草經」。然而，東方自古就有「藥食同源」的觀念。因此，與臟腑關係密切的「五味」也是有助於調理體質的重要依據。而其「五味」所指的就是以五行學說為基礎的「酸、苦、甘、辛、鹹）等五種味覺。它們各有歸屬的臟腑，即所謂「酸入肝、苦入心、甘入脾、辛入肺、鹹入腎」作為判別的方式，其運用方式主要是依照氣味的感受，以嗅覺感官來做為辨別的依據。

四季五行與芳香療法實務應用

五味的陰陽屬性

屬性	陰	陽
五味	酸、苦、鹹	辛、甘

「酸」味：

　　具有收斂作用，能幫助強化消化功能及保護肝臟的作用。其常見精油以芸香科柑橘屬為大宗。

「苦」味

　　具有燥和瀉的作用，可去除多餘水分，使太柔軟的物質變堅硬，能有效使精神獲得安定的功效。因此，相對應的精油多以舒緩安撫性質為主的酯類精油為首選。

「甘」味

　　具有和緩、補養的功效，故能養陰和中，幫助舒緩肌肉或精神的功效。其常見的精油大都帶有香甜的特性，而其藥性多與甘味藥食的黃耆及甘草相似。

「辛」味

　　多具有發散、排汗的作用。多用於處理表證和氣滯血瘀的症狀，但用量過多則容易造成氣散的狀況。例如薑可治風

熱表証，而肉桂則具有活血的功效。

「鹹」味

具有使堅硬的物質變軟的特性，故能散結。因此，可用於治療去除血塊硬結，緩解大便燥結的症狀。因此，相對應的精油大都具有疏通的特性。

五味特性與相應臟腑精油對應表

五味	特性	相應臟腑	適用精油
酸	收（收斂作用）	肝、膽	檸檬、紅桔、葡萄柚
苦	堅（使柔軟物質便堅硬）	心、小腸	佛手柑、薰衣草、苦橙葉
甘	緩（和緩、補養的功效）	脾、胃	胡荽、廣藿香、羅馬洋甘菊
辛	散（發散、排汗的作用）	肺、大腸	胡荽、薑、肉桂、山雞椒
鹹	軟（使堅硬的物質變軟）	腎、膀胱	檀香、杜松、大西洋雪松

歸經

綜合上述精油應用於芳香療法就如同植物藥方應用於中醫系統，每一種精油就如同中醫的每一味藥都有其不同的功效。所以，「歸經理論」是以臟腑經絡學說為基礎，以所治療的具體病證為依據總結出來的用藥理論。因此，精油如果能與中醫經絡學說相互結合，應用於人體經絡的循經方向而通達全身，必能達成事半功倍的效果。

「肝」類別精油的特徵與功效

肝類別精油可以促進肝、膽功能的活化，讓氣血獲得順暢運行，達到疏肝理氣、活血化瘀的功效。因此針對其性味歸經與主治功能來說，可以有助於緩解壓力，幫助改善氣血流通的功效。

「心」類別精油的特徵與功效

心類別精油可以抑制過於興奮的腦下垂體，並有助於平衡和改善體內血液循環的功效，因此，具有維護體內心、腦、血管的通暢的作用。所以，針對其性味歸經與主治功能來說，具有幫助體內循環與穩定中樞神經系統的作用。

「脾」類別精油的特徵與功效

脾類別精油具有補養氣血、溫熱腸胃、促進消化系統的功效。因此，針對其性味歸經與主治功能來說，能有效幫助活化氣血、提升脾胃運化功能，達到臟腑健康順行的效能。

「肺」類別精油的特徵與功效

肺類別精油可以提升免疫力、改善及強化呼吸系統，鞏固氣能的功效。所以，針對其性味歸經與主治功能來說，能幫助調節呼吸系統，達成殺菌抗菌、調氣活血、補充人體精力平衡的功能。

「腎」類別精油的特徵與功效

腎類別精油可以增加智能、改善生殖系統、去除多餘水分的功效。所以，針對其性味歸經與主治功能來說，對於膀胱、腎臟及調節荷爾蒙的平衡關係有很大的助益。

精油歸經絡圖

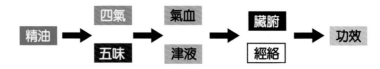

Part4 芳香五行適用精油應用指南

中醫對於健康的定義是著重於「平衡」，而五臟六腑的機能都要保持在一個相對穩定和諧的狀態，這樣才能稱得上健康。所以，每當五臟失去了某種或多種平衡的時候，身體便會出現預兆，並且發出求救訊號。此外，中醫裡有句話：「同病異治、異病同治」，意思是相同的疾病，處方仍會因人而異；反之，就算不同的疾病，也可能以相同的處方來治療。因此對維護自身健康來說，時時傾聽內臟發出的求救訊號比甚麼都來的重要。

由於東方的藥草學與西方的香草學，都是藉由大自然的力量來提高身體的自癒力的自然醫學。而每款植物精油皆有其專屬的特性，就屬性上的分別又可略分為激勵及安撫兩大類。因此，每當在實施芳香療法時，即可藉由中醫「陰陽與五行」理論來做自身體質的判別，其後再依照自身體質「過盛」與「不足」的狀況，選用適當(單方或複方)的精油，以此搭配合宜的芳香五感應用方式來調養身心，如此，必然可以達到人體身心平衡的的目標。

五行體質類別	精油應用方式
過盛	以「舒緩、安撫」類的精油為宜。 EX: 酯類、倍半萜醇
不足	以「提振、激勵」類的精油為宜。 EX: 單萜烯、單萜醇

4-1 木行體質的養護重點

　　五行理論中「木性」的特性是生發、柔和、條達。因此，凡是具有疏泄功能的事物便概括列入為木行。而若是要呼應五行養生的保健論述，人體所屬的木行運化，皆與肝膽息息相關，所以，木行之人在自我調養的照護上，就需要特別注意「清肝利膽」的調理。如此才能增強自體新陳代謝的功能，達到陽氣升發、舒緩情緒的功效。

從體型／個性，看木行體質

外型特徵	偏向於頭小、臉長、嘴大，肩膀寬大，腰圓體正，身材修長俊秀，四肢靈活，但體力略顯不足。
性格特徵	敏感、神經質
相應臟腑	肝、膽
易患病症	風濕、腿疾

木行體質專屬保養處方

飲食建議	注意飲食規律，多吃黃綠色蔬果。例如：菠菜、奇異果…等
生活習慣	調控情緒起伏，保持良好睡眠
健身重點	瑜珈、伸展操
香氛應用	選擇促進循環代謝、滋養肝臟、淨化排毒的精油
紓壓對策	敲膽經刮肝經、梳頭、滾背、拍打內臟行氣法
適用花精	「木氣過盛」：冬青、急救 「木氣不足」：橄欖、岩泉水、山毛櫸

4-2 木行體質適用精油介紹

　　由於每一種五行體質者無論在身心上，都有專屬於體質上的特性與弱點。而與木行同屬表裡的肝與膽，又與內分泌系統中有著密切的關連。所以，舉凡糖尿病、經期不順等氣血紊亂之病，都與內分泌失調有關。因而如果木氣過盛或不足，就特別容易引起肝、膽、眼睛、四肢筋骨關節及神經系統等不適的症狀產生。因此，木行體質者身心健康與否，主要取決於肝、膽功能是否強健，體內的氣血運行是否順暢。此外，因木行體質的人大多擁有像樹木般耿直的個性，所以很容易受情緒壓力的影響，以至於每當遇事不如意，就很容易生悶氣或是發怒，導致情緒抑鬱的狀況發生。

　　所以在選用符合木性特質的精油，往往會以微酸帶甜味的柑橘類精油為首選。其意是希望藉由柑橘類活潑跳躍的香氣氛圍，將我們從生活中的泥沼中拉出，讓身心可以恢復自信及動力。其次，也會選用如菊科類的精油來活化體內「氣」的流動。以此協助清除累積在體內的廢物，幫助提升自身新陳代謝的功能。

「木」氣過盛：

　　由於木行人凡事喜歡力求完美，因此在情緒上很容易出現大怒、緊張、抑鬱等情緒狀態。所以為了促進滯留鬱結的肝氣流動，最重要的養生原則，就是要調暢情緒，並且確保睡眠品質良好，這樣才能使木氣運行順暢，達到良好的抗病屏障。

「木」氣不足：

　　木行人由於抗壓性較低，所以容易受到外在的事物的影響，導致肝血運化失調，的情況產生。因此，在生活環境的調控上，要多加強「養護肝血」，這樣才能發揮滋陰潤燥的調和作用，達成養生防病的功效。

□情緒不穩
□食慾旺盛
□肩頸容易僵硬
□容易煩躁、疲累
□眼睛容易疲勞、充血

木氣過盛

〔推薦精油〕
絲柏
葡萄柚
薰衣草
甜馬鬱蘭

→請參閱 P.51-P.54

□視力模糊
□精神不濟
□臉色蒼白或發青
□有貧血、暈眩狀況
□有氣無力，反應遲緩

木氣不足

〔推薦精油〕
甜橙
香蜂草
胡椒薄荷
義大利永久花

→請參閱 P.55-P.58

絲柏

絲柏精油的主要功能在於能幫助人體活暢與調節血流，因此，它不僅可以促進血液循環，還能有助於紓解筋骨不適的症狀。除此之外，因絲柏精油同時具有開肺與除濕的功效，所以它也能幫助排除體內多餘水分，達成促進身體循環代謝的益處。另外，由於絲柏的氣味清新宜人，因而每當情緒低落時，也能幫助釋放壓抑已久的內心能量，提升正向情緒。

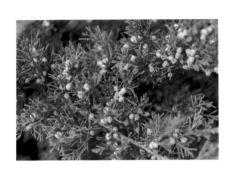

學名	Cupressus sempervirens
科別	柏科
萃取方式	蒸餾法
主要成分	萜烯類、酯類
歸經性質	入肺、脾、肝經，屬寒、乾性
生理屬性	具收斂特性，能修復與調暢血流
心理屬性	具有收斂、穩定情緒的作用
注意事項	- 孕婦不宜使用 - 癌症病患及子宮和乳房纖維瘤者應避免使用
精油療癒配方	《芳香調理紓壓配方》 絲柏 3 滴 + 葡萄柚 2 滴 + 甜馬鬱蘭 1 滴加入 10ml 荷荷芭油中，早晚 2 次塗抹於膻中穴及肝臟對應區 ＊ 本配方不建議孕婦使用

四季五行與芳香療法實務應用

葡萄柚

葡萄柚具有冷卻、清靜和解充血的特性，尤其是針對心情低弱時，葡萄柚的香味可以讓沉重的心情一掃而空，讓人重拾信心及元氣。另外，由於葡萄柚的主要成分是檸檬烯，因此，它還能幫助提高消化系統的蠕動，並可以幫助發揮調整食慾的功效。尤其對於肝火過熱或淋巴系統功能不良的狀況很有助益。而且葡萄柚的本質上具有澄明與更新的作用，每當交感神經過於緊張的時候，葡萄柚精油能夠幫助調整失衡的神經，使人恢復平靜。

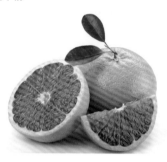

學名	Citrus Paradisii
科別	芸香科
萃取方式	冷壓榨法
化學成分	單萜烯、（右旋檸檬烯）、醛類（牻牛兒醛）、呋喃香豆素
歸經性質	入肝、脾，屬涼性
生理屬性	淋巴的刺激劑，能促進老舊廢物流通
心理屬性	幫助季節性失調的情緒，增加自信心
注意事項	- 有光敏性，塗抹後盡量避免陽光曝曬
精油療癒配方	《纖體塑型配方》 絲柏 3 滴 + 廣藿香 6 滴 + 葡萄柚 4 滴 + 天竺葵 7 滴 +20ml 荷荷芭油中，由下往上按摩，可去水腫、美白，緊緻肌膚。 ＊本配方不建議孕婦使用

薰衣草

薰衣草是芳香居家保健用途最廣泛也是最受歡迎的精油,其藥用價值相當多元,可以說是治百病的萬靈丹。尤其薰衣草具有放鬆的特性,所以非常適用於體內燥熱的炎症與痙攣症狀的舒緩。而其薰衣草精油的香味也可以調整各種神經傳導物質,特別是血清素。因此對於急性與慢性疼痛,以及焦慮所引起的憂鬱傾向相當有助益。此外,薰衣草還能有助於釋放體內受壓抑的能量,因而也能調節非器質性所引起的心血管不適症狀。

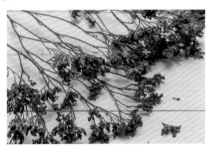

學名	Lavandula Angustifolia
科別	脣形科
萃取方式	蒸餾法
主要成分	酯類(乙酸沉香酯)、單萜醇(沉香醇)、倍半萜烯
歸經性質	入心、肝經,屬涼、乾性
生理屬性	促進血以循環、消腫、散瘀
心理屬性	減輕壓力、助眠、放鬆
注意事項	- 孕婦勿用 - 過量會太刺激中樞神經,無法達到放鬆效果。
精油療癒配方	《多用途蘆薈凝膠配方》 薰衣草 9 滴 + 羅馬洋甘菊 3 滴 + 30ml 天然蘆薈膠,塗抹於蚊蟲叮咬或曬後肌膚處。

甜馬鬱蘭

由於甜馬鬱蘭精油同時具有增強體力和放鬆的功效。並且又內含溫和的陽性能量，所以每當精神不濟或無精打采時，都能適時給予心智平衡滋養與幫助。此外，甜馬鬱蘭精油香味甘甜，又具有滋養平衡的特性，因此對於有自主神經失調或有焦慮、睡眠困擾的人，若能適時選用甜馬鬱蘭精油是一種很不錯的選擇。

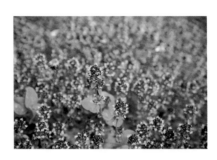

學名	Origanum Marjorana
科別	脣形科
萃取方式	蒸餾法
主要成分	單萜醇、單萜烯
歸經性質	入心、肺、脾、胃經，屬溫性
生理屬性	具有調整血液循環、擴張血管的功效
心理屬性	放鬆、溫暖、安慰的性質
注意事項	- 懷孕期間避免使用 - 高血壓患者低劑量使用 - 避免長時間使用，容易導致神經遲鈍
精油療癒配方	《舒緩肌肉痠痛配方》 甜馬鬱蘭 7 滴 + 迷迭香 5 滴 + 乳香 3 滴 + 沒藥 3 滴 +25ml 甜杏仁油及 5ml 聖約翰草浸泡油，每天 1-2 次塗抹於需要部位。 ＊本配方不建議孕婦使用

甜橙

甜橙是治療消化系統最全面的精油。從能量觀點來看，甜橙主要的價值，在於能夠解除氣能阻塞與循環停滯的狀況。因而對於溫熱身體或是緩解腸胃脹氣的不適，都有實質上的幫助。另外，由於富含溫暖香甜的氣味，所以在精神方面，也可幫助我們採取樂觀積極的態度，去紓解封閉的心。

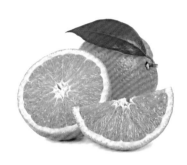

學名	Citrus Sinersis
科別	芸香科
萃取方式	冷溫壓榨法
主要成分	單萜烯、呋喃香豆素
歸經性質	入肺、脾、胃、肝經，屬溫性
生理屬性	健胃、刺激淋巴流動
心理屬性	放鬆、促進正面思考
注意事項	- 有光敏性，塗抹後盡量避免陽光曝曬
精油療癒配方	《補氣排濕配方》 甜橙 6 滴 + 蒔蘿 4 滴 + 大西洋雪松 7 滴 + 天竺葵 3 滴 20ml 甜杏仁油，每天 1-2 次塗抹全身。 ＊本配方不建議孕婦使用

香蜂草

香蜂草別名檸檬香蜂草。由於鎮痛效果絕佳,且具有強心的作用,而且運用在生理和心理方面都有不錯的撫慰效果,所以不論是在處理情緒或各種生理不適的用途上,都有極佳的助益。因此,自古就常被當作強化生命力的萬能草藥。然而,因為萃油不易,所以價格非常昂貴。

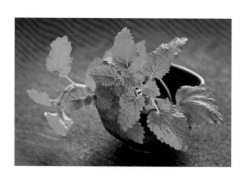

學名	Melissa officinalis
科別	唇形科
萃取方式	蒸餾法
主要成分	醛類、倍半萜烯、單萜醇
歸經性質	入心、脾、胃、肝經,屬溫性
生理屬性	有助淋巴流動,緩解身體不適
心理屬性	放鬆、安撫失衡的情緒
注意事項	- 高劑量使用可能刺激皮膚
精油療癒配方	《緩解緊張頭痛型配方》 香蜂草 1 滴 + 胡椒薄荷 3 滴 + 甜橙 1 滴 + 丁香 1 滴 10ml 聖約翰草浸泡油中,需要時,塗抹於肩頸、頭部、太陽穴等不適之處。 ＊本配方不建議孕婦使用

胡椒薄荷

胡椒薄荷對於神經與消化系統的連結助益良多，特別是在腸胃道的養護上功效非常顯著，因此是居家常備的精油之一。另外，由於胡椒薄荷精油具有冷卻並有讓頭腦清晰的作用，而且又兼具理氣與發散的功效，所以能促進體內「氣」的流動，幫助舒緩頭痛和腸胃脹氣等各種不適症狀。

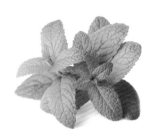

學名	Menthe piperira
科別	唇形科
萃取方式	蒸餾法
主要成分	單萜烯醇、薄荷酮、乙酸甲酯
歸經性質	入肝、膽、脾、胃，屬甘、寒性
生理屬性	溫熱、助消化、活絡血液循環
心理屬性	提神醒腦、集中注意力
注意事項	- 孕婦不宜 - 心室顫動與蠶豆症患者避免使用
精油療癒配方	《防暈吐配方配方》 胡椒薄荷5滴+薑2滴+薰衣草1滴 10ml 荷荷芭油中，可用來按摩頭部，並可加強按壓（合谷穴、膻中穴、足三里穴）能有效改善暈吐不適症狀。 ＊本配方不建議孕婦使用

義大利永久花

義大利永久花又稱為「不凋花」，其特性是可以調節氣血，因此它具有清熱與消炎的特性。除此之外，由於義大利永久花的化學成分中含有乙二酮，所以能散瘀抗凝血，舒緩淋巴瘀塞，並且能增加膽汁的流動，幫助改善氣能滯留於身、心的問題。另外在歐洲草藥學中，義大利永久花可以幫助強化身體免疫系統，而且也是消化器官的好幫手，因此，常被用於祛痰、利尿、抗發炎、抗過敏、利膽之上。

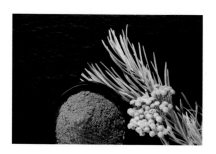

學名	Helichrysum Italicum ssp.Serotinum
科別	菊科
萃取方式	蒸餾法
化學成分	倍半萜酮與雙酮（義大利酮）、酯類（乙酸橙花酯）
歸經性質	入肝、膽、心、脾，屬涼性
生理屬性	溶解血凝塊與調節停滯血液
心理屬性	具有情緒轉化的能力
注意事項	- 作用溫和，但孕婦及幼兒不適用於口服
精油療癒配方	《疏肝養心配方》 義大利永久花 3 滴 + 佛手柑 2 滴 + 安息香 1 滴 +10ml 荷荷芭油中，早晚 2 次塗抹於膻中穴及肝臟對應區。 * 本配方不建議孕婦使用

4-3 火行體質養護重點

　　五行中火主紅色。而火又代表著是光明的象徵，並且具有炎熱向上的特點。因此心類別的人，纖細的心理狀態最容易表現在身體上。所以，一旦火氣過於旺盛，身體就容易因為火氣向上蔓延，導致心血管循環方面出現異常，進而產生心煩及失眠現象。相反的，如果火氣衰弱，則處事容易膽小怕事、畏首畏尾，身體也較容易有貧血或倦怠無力感的情形。有鑑於此，針對火行體質者的調理，當以「調心」為主，其後再以調節心血管和神經系統為輔。

從體型 / 個性，看火行體質

外型特徵	頭小，臉尖，氣色紅潤又略帶青色，身材不高，但肩膀與背脊肌肉豐厚，四肢則相對較小
性格特徵	性急如火，做事不會拖泥帶水，追求完美
相應臟腑	心、小腸
易患病症	心悸、失眠、食慾不振、便秘、腰腿疼痛

火行體質專屬保養處方

飲食建議	飲食宜清淡，可多吃含苦味蔬菜，有助於清熱、洩火的功效
生活習慣	養成午睡的好習慣
健身重點	游泳
香氛應用	選擇調和血氣、釋放壓力、暖心護腸的精油
紓壓對策	芳香浴、手部拍打操、甩手操、香氛冥想靜坐
適用花精	「火氣過盛」：水蕨、石楠、龍芽草、鐵線蓮、鳳仙花、野玫瑰 「火氣不足」：胡桃、榆樹、栗樹芽苞

4-4 火行體質適用精油介紹

　　五行中，因火行與其他四行關係最為密切，且體內唯有火氣的傳動，才能為其他四行提供能量，進而幫助體內運化暢順無礙。由此可知，人體中的火氣必須始終維持充足而不滿溢的平衡狀態，才能保持良好的健康狀態。然而，火行體質的人最明顯的特徵是體內陽氣很盛，而且精氣神十足並充滿活力。但因為個性容易急躁衝動，所以要特別留意身體臟腑是心臟和小腸，其次是血脈及整個循環系統。因此，一旦火行體質臟腑運化失衡，就容易罹患心、腦、血管相關的疾病。有鑑於此，為了可以幫助火行體質的人，舒緩焦慮及順暢氣血的運行，所以，在挑調理養護上，會先以「調心」入手，其後以調節心血管和神經系統為輔。

　　然而在中醫藥物學的典籍中有記載，屬於火性的藥物往往味苦，歸心、小腸二經。為了順應本經臟腑的需求，在挑選適用的精油上，可挑選略帶微酸苦味具收斂氣息的花類屬性精油為主，以此憑藉花朵的香氛氣息，來幫助舒緩焦慮及順暢氣的運行，達到修復身心活力，展現內外之美的功效。

　　此外，為了能夠修復耗浮於外的陽氣，加強小腸吸收運化的功能，適量的選用略帶暖、乾性質的辛香料植物，對於疏通氣血阻滯，幫助體內失衡的火屬氣能，也極具溫養的功效。因此也可視其個案需求搭配運用，也是個不錯的選擇。

「火」氣過盛：

由於火行人多半有心急的毛病，因此神情常有狂躁緊張的壓力現象產生。所以為了改善火氣過度陽亢的狀態，最重要的養生原則，就是要清心火，以利激發臟腑除酸代謝的機能。

「火」氣不足：

每當火行人體內心氣不足時，體內的陽熱就無法溫煦自身，因此容易導致情緒鬱鬱寡歡、沉悶無生氣的的情況產生。所以在生活環境的調控上，要多加強「心血管及腸胃道」」的養護，這樣才能免除火性疾病，保持良好的健康狀態。

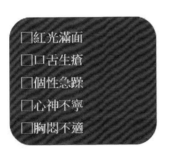

□紅光滿面
□口舌生瘡
□個性急躁
□心神不寧
□胸悶不適

□頭暈目眩
□歇斯底里
□手腳冰冷
□失眠或多夢
□經常忘東忘西

火氣過盛

〔推薦精油〕

檀香

芳樟

藍艾菊

羅馬洋甘菊

→請參閱 P.62~P.65

火氣不足

〔推薦精油〕

月桂

茉莉

紅桔

欖香脂

→請參閱 P.66~P.69

四季五行與芳香療法實務應用

檀香

檀香精油用途廣泛，從調理身心的藥物及化妝品範疇上的應用，皆具有掃除疲累、平衡荷爾蒙與增加新陳代謝的功效。因此，它能有助於改善燥熱、發炎與黏膜性質相關的問題。除此之外，由於檀香精油的香味，具有能讓心靈澄明平靜的特性，所以，每當思緒紊亂之時，總能將身心帶回到自我本身的體悟，並以客觀的角度去看待事情。

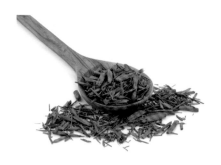

學名	Santalum Album
科別	檀香科
萃取方式	蒸餾法
主要成分	倍半萜醇、倍半萜烯
歸經性質	入心、脾、腎經，屬涼、屬溫性
生理屬性	消炎、解熱、抗感染
心理屬性	幫助內部寧靜與接納度
注意事項	- 皮膚敏感者避免使用 - 年長者長期使用，容易呆滯 - 心情沮喪時，會使情緒更加低落
精油療癒配方	《身心舒緩配方》 檀香 2 滴＋羅馬洋甘菊 3 滴＋薰衣草 4 滴＋乳香 1 滴＋10ml 甜杏仁油，每天 1-2 次塗抹全身，可加強心、腎區的護理。 ＊本配方不建議孕婦使用

芳樟

芳樟精油的香甜柔順氣味，讓人遺忘是萃取自樹木的精油。它含有多種可以提高免疫力的成分，所以，對減緩感染症狀和發炎都很有幫助。另外芳樟精油因具備活化交感神經、減緩憂鬱和不安的作用。因此它也可以有助於提升自我覺察的感知度，幫助我們學習包容及接納周遭不同的人、事、物。

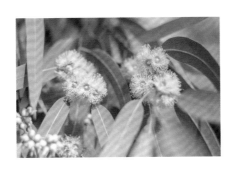

學名	Cinnamomum camphora
科別	樟科
萃取方式	蒸餾法
主要成分	倍半萜醇、氧化物、單萜酮
歸經性質	入心、肝、腎經，屬涼性
生理屬性	調理免疫系統，減緩感染症狀
心理屬性	澄清思緒，並具有撫慰的效果
注意事項	- 懷孕期間避免使用
精油療癒配方	《撫平情緒配方》 芳樟 7 滴 + 薰衣草 10 滴 + 松針 8 滴 + 岩蘭草 5 滴 +90ml 無香料乳液 + 10ml 荷荷芭油，每天 1-2 次塗抹於手部、足部和背部。 * 本配方不建議孕婦使用

藍艾菊

藍艾菊又被稱為摩洛哥洋甘菊，是全年開著黃色花朵的地中海植物，生長於摩洛哥北部。因其本身內含母菊天藍烴，所以對於鎮靜舒緩有極佳的幫助，因此，能為受損的肌膚帶來安撫的效果。此外，在心理層面上，對於那些無法與外界溝通或自我防禦過度的人，藍艾菊有能助於幫助建立自信，讓人暢所欲言，並且提升面對外界環境變動的適應能力。

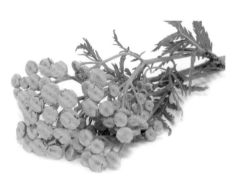

學名	Tanacetum annuum
科別	菊科
萃取方式	蒸餾法
主要成分	檜烯、母菊天藍烴
歸經性質	入肝、膽、心、脾，屬涼性
生理屬性	幫助安撫、平靜和支持神經系統
心理屬性	有助提升與平衡情緒
注意事項	- 懷孕期間避免使用 - 可能導致肌膚敏感
精油療癒配方	《熟齡敏感肌膚配方》 藍艾菊 3 滴 + 乳香 3 滴 + 薰衣草 4 滴 + 佛手柑 2 滴 +30ml 甜杏仁油，每天 1-2 次塗抹於全身需要維護的部位。 * 本配方不建議孕婦使用

羅馬洋甘菊

羅馬洋甘菊用途非常廣泛，最著名的就是能夠清熱、消炎的功效。此外，羅馬洋甘菊也因具有抗菌和抗氧化特性，所以，對於緩解與季節性過敏症狀相關的粘液阻塞、瘙癢、腫脹和皮膚不適等症狀也非常有助益。然而，由於羅馬洋甘菊因為內含豐富的酯類，所以對放鬆神經、解除痙攣與和緩疼痛非常有幫助。因此，每當身陷恐慌或壓力過大時，也具有緩解鎮靜心靈的效果。

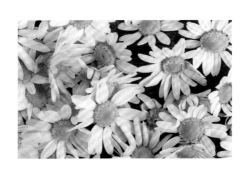

學名	Chamomile Roman
科別	菊科
萃取方式	蒸餾法
主要成分	倍半萜烯（母菊天藍烴）、倍半萜醇、倍半萜氧化物、倍半萜內酯
歸經性質	入肝、腎、肺經，屬平性
生理屬性	減少體液滯留、促進淋巴代謝
心理屬性	具有放鬆減緩焦慮的效果
注意事項	- 懷孕期間避免使用
精油療癒配方	《活氧肌膚配方》 羅馬洋甘菊 4 滴 + 橙花 1 滴 + 乳香 2 滴 10ml 甜杏仁油，每天 1-2 次按摩臉部肌膚。 ＊本配方不建議孕婦使用

四季五行與芳香療法實務應用

月桂

月桂此植物的意義是代表勝利與榮耀的象徵。而其月桂精油則因含有多元的芳香分子，因此在醫療用途上，多用來處理淋巴阻塞與提振免疫力之用。此外，月桂精油在能量屬性上多具有調節氣能與提振心靈的功效。因此每當缺乏信心和注意力不集中時，月桂精油可以藉由刺激火元素的能量，來重振我們內在的洞察力與創造力。

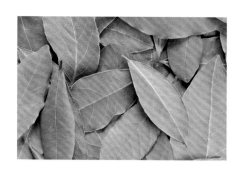

學名	Laurus Nobilis
科別	樟科
萃取方式	蒸餾法
主要成分	氧化物（1,8 桉油醇）、單萜烯（松油萜）、酯類（乙酸萜品酯）
歸經性質	入心、腎經，屬暖、乾性
生理屬性	強健神經、利淋巴
心理屬性	緩解情緒上的精疲力竭
注意事項	- 懷孕期間避免使用 - 皮膚敏感者，容易有刺激反應
精油療癒配方	《輕盈活力配方》 月桂 6 滴 + 薑 4 滴 + 檸檬香茅 5 滴 + 快樂鼠尾草 3 滴 5ml 聖約翰草浸泡油 + 25ml 甜杏仁油，每天 1-2 次塗抹於全身。 ＊本配方不建議孕婦使用

茉莉

茉莉，如同森林中的月光，盛開於春夏之際。而其八千朵茉莉花只能淬鍊一公克的精油，所以彌足珍貴。此外，由於茉莉具有促進皮膚再生與傷口癒合的功效，所以能賦予肌膚保濕柔軟，還能幫助強化胃部與心臟的能量。因此每當面對生命的僵局時，茉莉也可以透過柔軟的特性，找到平衡的內在，重拾信心與生命的目標。

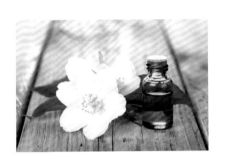

學名	Jasminum Officinalis
科別	木犀科
萃取方式	溶劑萃取
主要成分	苯基酯（鄰氨基苯甲酸甲酯、吲哚）、苯基酯類（乙酸卞酯）、倍半萜酮（素馨酮）
歸經性質	入心、肝、脾、胃經，氣味甘、辛，屬溫性
生理屬性	放鬆與支持心臟氣能的雙重功效
心理屬性	能讓人提振情緒，充滿幸福的感覺
注意事項	- 懷孕期間避免使用 - 低劑量使用，否則會干擾注意力
精油療癒配方	《清新愉悅配方》 茉莉 6 滴 + 乳香 4 滴 + 佛手柑 5 滴 + 快樂鼠尾草 3 滴 5ml 玫瑰果油 + 25ml 乳液。 ＊本配方不建議孕婦使用

紅桔

紅桔精油的味道非常溫暖甜蜜又好聞，而且十分安全，是同類型精油中最溫和可親的，因此甚至連嬰幼兒、老人及孕婦都可以使用。另外，在中國的傳統觀念中，紅桔是象徵了圓滿與吉祥，所以紅桔歡欣喜慶的感覺總是容易讓人與的年節做連結。除此之外，由於紅桔精油能夠刺激肝臟、促進膽汁分泌、調節代謝功能，所以主要是治療消化系統、促進細胞再生、鎮靜、補身的良藥。

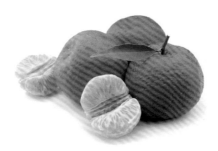

學名	Citrus reticulata
科別	芸香科
萃取方式	冷溫壓榨法
主要成分	檸檬烯、沉香醇、苯基酯、呋喃香豆素
歸經性質	入心、肝、膽、胃，屬甘、辛、溫性
生理屬性	治療腸胃問題，調節中樞神經
心理屬性	有助於舒解壓力和緊張情緒，使人心情愉快
注意事項	- 有光敏性，塗抹後盡量避免陽光曝曬
精油療癒配方	《舒緩情緒配方》 紅桔 4 滴 + 天竺葵 1 滴 + 薰衣草 2 滴 + 乳香 3 滴，用於擴香。 * 本配方不建議孕婦使用

欖香脂

欖香脂是橄欖科橄欖屬的植物，可以算是乳香的遠房親戚，其功效也與乳香相似，因此，又有窮人乳香的別稱。然而因欖香脂精油可幫助舒緩胸腔黏膜不適的症狀，所以，對於幫助改善像慢性支氣管炎這類含痰量高的疾病，效能極為顯著。除此之外，在心理層面上因欖香脂因具有振奮精神的特性。所以，對於緩解情緒起伏與壓力緊繃也很有助益。

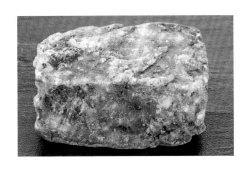

學名	Canarium luzonicum
科別	橄欖科
萃取方式	蒸餾法
化學成分	單萜烯、倍半萜醇、少量欖香脂醚
歸經性質	入心、肺、胃經，屬溫、涼性
生理屬性	可促進細胞再生、傷口癒合
心理屬性	具有振奮精神的特性
注意事項	- 懷孕期間避免使用 - 皮膚敏感者，容易有刺激反應
精油療癒配方	《紓壓嗅吸棒配方》 欖香脂 15 滴 + 薰衣草 10 滴 + 甜橙 10 滴 + 甜羅勒 5 滴，依照比例調勻後，將嗅吸棒內的棉棒置入至完全吸收。 * 本配方不建議孕婦使用

4-5 土行體質養護重點

　　由於「先天之氣在於腎；後天之本在脾胃」，而在人體臟腑機能屬性中「土」行所對應的即是脾與胃。所以一般土行體質者通常可以從食慾來評斷健康與否。如果食慾好、腸胃功能順暢者，一般都會長得高大狀實，相反的，若是脾胃運化失調，則容易百病叢生。有鑑於此，可見一位健康的土行體質者，若是能懂得「溫養脾胃」的養生原則，並且隨時留意自身土性的盛衰狀況，讓自己體內的消化吸收功能可以正常運作，人體的脾胃能功能就不容易受損，疾病也就難以產生了。

從體型 / 個性，看土行體質

外型特徵	頭大、臉圓、膚色偏黃，脖子短，肩膀與背部渾厚，腹部大，手足粗短而結實
性格特徵	個性沉穩、憨厚，守信用。不喜歡攀附權勢，樂於幫助別人，能在群體中廣結善緣
相應臟腑	脾、胃
易患病症	胃酸過多、十二指腸潰瘍、胃潰瘍

土行體質專屬保養處方

飲食建議	吃東西要細嚼慢嚥，盡量少吃生冷、辛辣、油炸的食物
生活習慣	過度憂慮容易造成消化不良，想要強健脾胃功能，應找到適合自己情緒抒發的管道
健身重點	健走、慢跑
香氛應用	選擇行氣化淤、代謝脂肪、保腸健胃的精油
紓壓對策	推腹法、腹式呼吸、刮療鬆筋法、自製香氛除穢包溫養脾胃
適用花精	「土氣過盛」：水蕨、石楠、龍芽草、鐵線蓮、鳳仙花、野玫瑰 「土氣不足」：胡桃、榆樹、栗樹芽苞

4-6 土行體質適用精油介紹

在人體中，屬土的臟腑為脾與胃，現代醫學也將消化系統、肌肉、睡眠都納為土性的範疇中。因此，人體中的的土行之氣與其他四行之氣息息相關，所以，一旦運轉失去恆常性，就容易導致其他四行之氣併發。如：食慾不振、虛胖水腫、四肢沉重、皮膚粗糙樣樣都來。因而土性體質之人生理狀態的維護，主要取決於脾胃運化是否正常，氣血升降是否流暢。

然而相較於其他類型的人來說，由於土行體質者的體內陰陽之氣較為平和，所以只要沒有久病傷及正氣的情況發生，其實身體是很容易回復健康本質的。因此，為了維持土性體質的恆定性。就要保持飲食上的營養均衡，並時時留意健脾和胃的調養，如此必能使身體保持和順舒爽的狀態。

有鑑於此，土性體質在適用精油的選擇上，就會以溫暖滋養胃部、調整身體水分代謝、可幫助身體除濕化痰、改善身體腫脹的精油為主。因而選用符合土性特質的介質中，首推含有辛香料調性的香草類植物，因其本身具有健脾和胃，調暢氣機的功效，所以能幫助土性臟腑找回平衡的本性。其次，亦可選用帶有香甜氣息的芸香科精油，去幫助體內氣化的運行，藉此協助體內免疫力的提升。

「土」氣過盛：

由於土行人多半有性格開朗，神情豁達，而且多半是屬於美食主義者。因此，常有飲食不知節制的狀況，導致身體消化系統及新陳代謝功能方面出現異常。所以為了改善土氣過旺的狀態，最重要的養生原則，就是要溫暖滋養脾胃，幫助身體恢復健康活力的狀態。

「土」氣不足：

每當土行人體內脾胃之氣不足時，運化水穀精微及貯藏營養物質的能力就會下降，時日一久，就容易出現脾胃運化作用失調，導致食慾不振、活動後疲乏不已等症狀。為了改善此等不適症狀，保腸健胃和回復和諧循環即是首要任務。

四季五行與芳香療法實務應用

土氣過盛

□容易水腫
□排便濕黏
□臉部鬆弛
□分泌物過多
□容易起小疹子

〔推薦精油〕

丁香

甜羅勒

檸檬草

廣藿香

→請參閱 P.73~P.76

土氣不足

□腸胃較弱
□容易煩惱
□膚色泛黃
□虛胖、無力
□食慾不振、食慾異常

〔推薦精油〕

薑

胡荽

熏陸香

藏茴香

→請參閱 P.77~P.80

丁香

丁香精油因富含高比例的丁香酚，因此使丁香精油於生理層面上有很好的抗菌與局部麻醉的效用。所以在抗病毒、鎮痛、強化免疫系統功能上，效能非常卓著。此外，由於丁香氣味強勁，似香料味，有穿透性，因此每當心情繁雜不定的時候，總能發揮提振的功效，讓心靜回復平和的狀態。

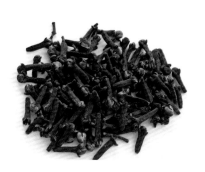

學名	Eugenia caryophyllus
科別	桃金孃科
萃取方式	蒸餾法
主要成分	酚類、倍半萜烯類、酯類
歸經性質	入肺、脾、胃、腎經，屬辛、溫性
生理屬性	能抑制細菌及微生物滋長
心理屬性	舒緩因情緒鬱結而產生的不快或胸悶感
注意事項	- 孕婦不宜使用 - 皮膚敏感者使用宜謹慎
精油療癒配方	《舒緩牙痛嗽口水配方》 丁香 1 滴 + 胡椒薄荷 1 滴 + 檸檬 1 滴加入 20ml 的溫水中，做漱口水使用。 * 本配方不建議孕婦使用

甜羅勒

由於甜羅勒因內涵豐富的甲基醚蔞葉酚，所以它能有效抗痙攣並促進腸道蠕動，幫助減輕腸胃道的不適及便秘的困擾。除此之外，由於甜羅勒精油具有強壯滋陰的功能，再加上其香味又極具豐富性，因此，能有效幫助放鬆並支撐神經系統，讓人擺脫疲累的精神狀態，使身心獲得慰藉的力量。

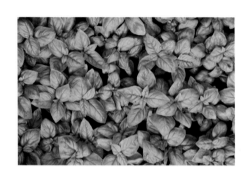

學名	Anethum graveolens
科別	脣形科
萃取方式	蒸餾法
主要成分	醇類、萜烯類、醚類
歸經性質	入肺、脾、胃、肝經，屬溫性
生理屬性	健胃、刺激淋巴流動
心理屬性	放鬆、促進正面思考
注意事項	- 孕婦不宜使用 - 可能對少數人皮膚具有刺激性
精油療癒配方	《舒緩慢性疲勞症候群配方》 甜羅勒 2 滴 + 羅文莎葉 4 滴 + 甜橙 1 滴 + 廣藿香 3 滴加入 10ml 聖約翰草浸泡油 + 90ml 無香料乳液，每天 1-2 次塗抹於全身或足部。 ＊本配方不建議孕婦使用

檸檬草

檸檬草又稱檸檬香茅，它帶有層次的芬芳，自古以來便很受歡迎，也因為對於經絡系統很有幫助，所以又被尊為「結締組織專家」。此外，檸檬草精油在處理情緒層面上，對於過去隱藏在內心深處的傷痛及處理憤怒情緒的轉化，功效也非常顯著。尤其是每當情緒被壓抑時，它總能讓人保持積極正向的態度，冷靜地想出應對之策。

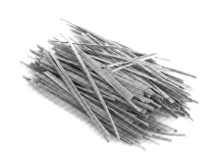

學名	Cymbopogon flexuosus
科別	禾本科
萃取方式	蒸餾法
主要成分	醛類、倍半萜醇類、單萜醇類
歸經性質	入心、脾、胃、肝經，屬辛、溫性
生理屬性	可促進血液循環，防止乳酸囤積
心理屬性	可以淨化並提振情緒
注意事項	- 孕婦不宜使用 - 可能對少數人皮膚具有刺激性
精油療癒配方	《神采奕奕配方》 檸檬草 3 滴＋迷迭香 1 滴＋佛手柑 2 滴＋ 10ml 荷荷芭由中，每天 1-2 次塗抹於全身。 ＊本配方不建議孕婦使用

廣藿香

廣藿香具有理氣、解熱、散風寒的功效。而其最珍貴的價值是它同時具有溫暖和消炎的特性，所以它能夠幫助促進血液循環、改善體液滯留狀況的產生，使疲勞的身體恢復和諧循環。此外，廣藿香的香味因具有濃厚的土質味，淡香中帶有微涼之氣，所以也能幫助振奮心靈，回復平和穩定的狀況。

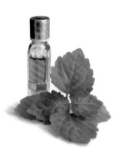

學名	Pogostemon Cablin
科別	脣形科
萃取方式	蒸餾法
主要成分	倍半萜醇、倍半萜烯、倍半萜酮
歸經性質	入肺、脾、胃經，屬溫性
生理屬性	祛暑解熱、化濕和胃
心理屬性	增加自我價值的認同
注意事項	- 降低食慾 - 懷孕初期避免使用 - 對敏感性皮膚較刺激
精油療癒配方	《淨化引流配方》 廣藿香 4 滴 + 甜橙 3 滴 + 絲柏 2 滴 + 杜松漿果 1 滴 10ml 甜杏仁油，每天 1-2 次塗抹需要部位。 ＊本配方不建議孕婦使用

薑

由於薑內含高比例的倍半萜烯，因此，對於一般冷底的體質，無論哪一個季節，對溫暖身體有極佳的幫助，但是由於東方人的飲食中，薑的使用很廣，因此使用薑精油時，可能要考量平時實用的量。除此之外，因薑的氣味具有溫暖、支撐的特質，所以也可有效幫助提振身心的能量，讓人有足夠的韌性去克服外在的任何困難。

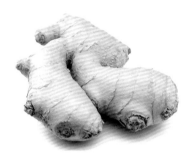

學名	Zingiber Officinalis
科別	薑科
萃取方式	蒸餾法
主要成分	醇類、萜烯類、氧化物
歸經性質	入腎、心、脾、肺經，屬溫、熱性
生理屬性	提振循環效率，增加體內氧氣的運輸
心理屬性	於疲勞狀態，可激勵人心
注意事項	- 可能刺激皮膚
精油療癒配方	《安撫脆弱配方》 薑 3 滴 + 花梨木 2 滴 + 佛手柑 4 滴 + 羅馬洋甘菊 1 滴 +10ml 甜杏仁。每天於睡前按摩，可安撫恐懼的情緒。 * 本配方不建議孕婦使用

胡荽

胡荽在中國傳統醫學中，最主要的作用是作為胃與心臟的補藥，因此它被認為是能夠延年益壽與緩解疼痛的草藥。此外，由於胡荽能幫助腸胃內循環的氣能，因而對腸胃不適或食慾不振也非常有幫助。至於在心理層面上，因胡荽具有強化氣與神經的特質，因此，適用於處理過度焦慮與心神沮喪的狀況。

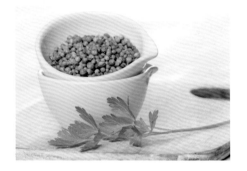

學名	Coriandrum sativum
科別	繖形科
萃取方式	蒸餾法
主要成分	醇類、萜烯類、酚類、酯類、酮類、呋喃香豆素
歸經性質	入心、脾經，屬乾、溫性
生理屬性	具有絕佳助消化、止痙攣的功效
心理屬性	充滿平靜、踏實的感覺
注意事項	- 大量使用時會讓人反應遲鈍 - 乳癌或乳房纖維囊腫患者避免使用 - 口服時可能與甜茴香造成交叉敏感反應
精油療癒配方	《舒心暖胃配方》 胡荽 4 滴 + 藏茴香 1 滴 + 甜橙 2 滴 + 甜馬鬱蘭 3 滴 10ml 甜杏仁油，每天 1-2 次順時鐘方向，推按腹腔。 ＊本配方不建議孕婦使用

熏陸香

熏陸香，俗稱乳香黃連木，自古以來是歐洲重要的薰香與藥用植物。而其熏陸香因內含豐沛的陽氣，因此對於提升定心的正面能量有很好的助益。除此之外，熏陸香在幫助提升人體氣能的功效也非常顯著，尤其是針對人體心腎不交所造成的氣虛狀況，熏陸香能立即發揮強力平衡與修復的作用，使其回復正常連結，達成排出體內陰濁氣能的功效，並且還能兼顧緩解因壓力所產生的腸胃道不適症狀。

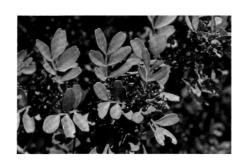

學名	Pistacia lentiscus
科別	漆樹科
萃取方式	蒸餾法
主要成分	單萜烯（月桂烯、檸檬烯）、單萜醇（萜品烯四醇）
歸經性質	入心、胃、肝經，屬溫性
生理屬性	促進淋巴及血液的流動
心理屬性	能幫助正能量提升
注意事項	- 懷孕初期避免使用
精油療癒配方	《靈性提升配方》 熏陸香 3 滴＋晚香玉 2 滴＋岩蘭草 2 滴＋茉莉 3 滴 10ml 荷荷芭油，搭配規律的深呼吸，並做靜坐冥想使用。 ＊本配方不建議孕婦使用

藏茴香

藏茴香精油因為性味屬陽性的關係，因此，具有穩定安撫消化道及幫助降血酯的功能。此外，藏茴香精油因內含豐富的藏茴香酮，所以，它能有效預防體內濕氣的形成，並且幫助腸胃消化動能及祛除體內淤塞的功效。有鑑於此，就其東方醫學而論，由於藏茴香可以強化土元素，又可以幫助鞏固調節神經，因此，它同時也具有緩解心理壓力和疲累心靈的作用。

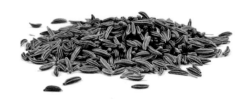

學名	Carum Carvi
科別	繖形科
萃取方式	蒸餾法
主要成分	醛類、酮類
歸經性質	入脾、胃經，屬辛、溫性
生理屬性	促進消化，幫助解除腸胃脹氣
心理屬性	具有保持自信，堅定果斷的能力
注意事項	- 皮膚敏感者，容易有刺激反應
精油療癒配方	《緩解脹氣配方》 甜橙 6 滴 + 藏茴香 4 滴 + 檸檬香茅 5 滴 + 10ml 甜杏仁油，每天 1-2 次順時鐘方向，推按腹腔。 ＊本配方不建議孕婦使用

4-7 金行體質養護重點

　　金在五行中主白色，在其特有的屬性中具有收斂、清涼的特點。由於對應於人體的臟腑是「肺與大腸」。所以在金行體質生理功能上，主要體現是在肺氣的肅降與大腸傳導之間相互依存的關係。

　　此外，由於金行體質的人本身都較具有陽剛的特性。因而每當金氣失調時，呼吸系統與免疫機能就容易下降，導致邪氣入體誘發疾病的產生。有鑑於此，針對金行體質在平日養生保健的照護上，就需要特別留意「防衛之氣」的調暢，如此才能達成調理肺氣，潤腸排毒的功效。

從體型 / 個性，看金行體質

外型特徵	頭小、臉方，眉目清秀，膚色白皙，手小腰圓，骨架堅挺，足跟 部分堅韌厚實
性格特徵	容易憂鬱
相應臟腑	肺、大腸
易患病症	呼吸系統疾病、皮膚病、便祕

金行體質專屬保養處方

飲食建議	可多食用白色蔬果。例如：山藥、銀耳、水梨
生活習慣	要多注意身體保暖、保濕
健身重點	散步、有氧運動
香氛應用	選擇養腸除燥、調氣護肺、活氧肌膚的精油
紓壓對策	精油嗅吸、手部按摩、精油擴香法、呼吸道按摩法
適用花精	「金氣過盛」：芥末、鵝耳櫪 「金氣不足」：橡樹、線球草、馬鞭草、野生酸蘋果

4-8 金行體質適用精油介紹

　　由於金主燥屬肺，所以金行之人，外表看似堅硬，實則銳利易碎。因每當體內金氣失衡時，病邪之氣就很容易趁虛而入。尤其是被稱為「肺金」體質的金行人，較常容易罹患肺與大腸相關的疾病，因而五行中的金性體質之人，除了必須留意呼吸道的養護之外，其次也需經常關心體內的淋巴循環、津液代謝、機體的免疫功能。

　　此外，情緒問題也是金型體質的一大養生要點，尤其金氣主管的是悲傷情緒，因而一旦金氣失衡，衝擊最大的就是容易傷肝。這是因為五臟中，「肝主升、肺主降；肝主血、肺主氣」的關係。所以肝、肺必須協調好，呼吸才能正常進行，而心情好壞又是影響肝氣功能的主要因素。因此唯有心情舒暢，肺氣才能舒張。有鑑於此，對於金行體質者而言潤肺、養護腸道及調暢情緒，就應視為養生最重要的準則。因此在評估適用精油的選擇上，當以調氣護肺、提振消化道循環、疏通理氣為主。所以，適時選用有助於疏肝解鬱、清心安神、潤肺美膚的柑橘類及花朵類精油來做為調理配方，必能有助於梳理和通暢自身失衡的金性之氣。

四季五行與芳香療法實務應用

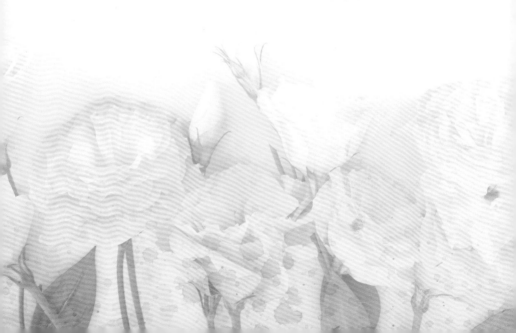

「金」氣過盛：

　　由於金行人的體質多屬於陽氣旺而陰氣少的關係，因而體內金氣容易有偏亢盛的情形產生。因此，每當金行人體內金氣過盛的時候，就容易罹患與肺、大腸有關的疾病。所以為了能提升體內金氣宣發與肅降功能，最重要的養生原則，就是要加強調理肺氣，並順暢體內腸道的養護，這樣就能避免各種金行疾病的發生。

「金」氣不足：

　　五行中的「金」是主導人體健康的關鍵因素，而其主要是負責的是人體的呼吸、消化道、皮膚、情緒的管理。因此，每當金行人體內金氣不足時，人就容易免疫系統下降，而且情感也會變得脆弱，進而導致負面情緒的產生。所以，此時若能加強「補肺益氣」的調養功能，必能大大舒展憂鬱的情緒壓力。

□喉嚨會痛
□胸部緊悶
□容易發燒
□有血便或痔瘡
□鼻塞、容易有鼻炎

□呼吸急促
□久咳不癒
□身體容易浮腫
□慢性腹瀉或便秘
□皮膚粗糙、乾燥

金氣過盛

〔推薦精油〕

乳香

玫瑰

山雞椒

西洋蓍草

→請參閱 P.84~P.87

金氣不足

〔推薦精油〕

茶樹

肉桂

迷迭香

佛手柑

→ 請參閱 P.88~P.91

四季五行與芳香療法實務應用

83

乳香

乳香萃取自乳香樹脂,其精油香氣散發著溫馨淡雅的木質香調,因此,非常適合調整憂鬱的情緒壓力。除此之外,乳香精油同時也具有提振身體免疫力,並且能幫助緩解胸悶、心痛與心悸等不適症狀的功效。因此,每當心靈處在繁亂不安時,若能藉由乳香精油強健心肺的特性,必能幫助自身調和氣血,達到疏通氣血、給予積極正向的動力。

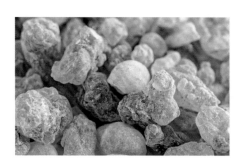

學名	Boswellia Carterii
科別	橄欖科
萃取方式	蒸餾法
主要成分	單萜烯、酯類、倍半萜烯
歸經性質	入心、肺、脾、肝經,屬辛、溫性
生理屬性	促進肺部深度呼吸
心理屬性	緩和浮躁情緒,使人平靜
注意事項	- 懷孕初期避免使用
精油療癒配方	《調氣護肺配方》 乳香 5 滴 + 義大利永久花 4 滴 + 甜橙 1 滴 + 天竺葵 2 滴 +20ml 甜杏仁油,每天 1-2 次塗抹全身,可加強心肺區的護理。 ＊本配方不建議孕婦使用

玫瑰

玫瑰有著美麗與和諧的化身，並擁有花之后的美名。不論在東、西方優雅迷人的玫瑰芬芳都很受人喜愛。然而玫瑰自古以來都是被當作和血化瘀的藥材，而且也具有促進「氣血」的流通效果。所以長久以來都被拿來治療發炎、改善經期不穩及緩解更年期之用。另外，玫瑰同時也具有滋養、撫慰人心的特性，因此能有助於內心和諧平穩，同時保持身體覺知的力量。

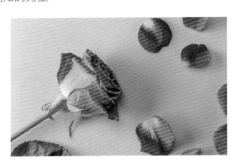

學名	Rosa Damascena
科別	薔薇科
萃取方式	溶劑萃取
主要成分	單萜醇（牻牛兒醇、香茅醇）、苯乙醇、玫瑰蠟
歸經性質	入心、肝、脾經，屬甘、溫性
生理屬性	調理氣血，改善內分泌失調
心理屬性	幫助降低壓力，提振萎靡的情緒
注意事項	- 懷孕期不適合使用
精油療癒配方	《復甦身心平衡配方》 玫瑰 6 滴 + 佛手柑 3 滴 + 岩蘭草 4 滴 + 快樂鼠尾草 5 滴 5ml 月見草油 + 25ml 無香料乳液，塗抹於全身，每天 1-2 次輕輕按摩。 * 本配方不建議孕婦使用

山雞椒

山雞椒一般被稱為山胡椒，而在台灣的泰雅原住民則稱之為馬告，是台灣原住民常用的香料。此外，因山雞椒富含鎮靜和抗發炎的特性，所以對維護特定身體組織，如：肺部、消化系統等作用上淨化功能尤為實用，因此，非常適合傳染病流行期間使用。而其山雞椒的香味通常也能讓人散發愉快的感覺，並且又具有天然抗菌、除臭的功效，所以不僅可取代現代化學合成的抗菌劑，還能有效幫助提升自信，找到平衡的內在。

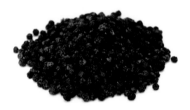

學名	Litsea cubeba
科別	樟科
萃取方式	蒸餾法
主要成分	醛類、單萜烯、單萜醇、酯類、單萜酮
歸經性質	入肺、脾、胃、肝經，屬暖、乾性
生理屬性	可激勵身體，增強免疫力
心理屬性	可振奮精神，提升活力
注意事項	- 懷孕期間避免使用 - 皮膚敏感者避免使用
精油療癒配方	《流感保護配方》 山雞椒 4 滴 + 穗花薰衣草 2 滴 + 檸檬 2 滴 + 歐薄荷 1 滴 + 10ml 荷荷芭油，每天 1-2 次塗抹於胸口或脊椎兩側。 ＊本配方不建議孕婦使用

西洋蓍草

由於西洋蓍草最大的藥用價值在於抗發炎與修復力，並且還能直接影響骨髓促進血液的更新，因此它能有效處理體內發炎的各種狀況，所以它又被稱為是人體血管系統的補藥。除此之外，如果能將西洋蓍草精油運用在心理層面上，也能幫助自身達到平撫焦慮及提振情緒的功效。

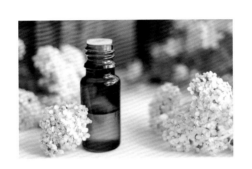

學名	Achillea Millefolium
科別	菊科
萃取方式	蒸餾法
主要成分	倍半萜烯、單萜烯、單萜酮
歸經性質	入肺、肝經，屬涼、乾性
生理屬性	止痙攣、消炎的特性
心理屬性	穩定人心，轉憂為喜的作用
注意事項	- 懷孕期間避免使用 - 皮膚敏感者避免使用 - 癲癇、發燒患者不宜使用
精油療癒配方	《安撫身心配方》 西洋蓍草 5 滴 + 苦橙葉 2 滴 + 甜馬鬱蘭 3 滴 + 乳香 2 滴 +20ml 甜杏仁油，每天 1-2 次塗抹全身，可加強心肺區的護理。 ＊本配方不建議孕婦使用

茶樹

由於茶樹精油安全係數高，所以是芳療急救箱內必備的重要精油。而其因殺菌力比碳酸類殺菌劑強，因此，多用於抗菌與呼吸道的保養及調理。最重要的是，茶樹精油因刺激性低，所以也是少數可以直接塗抹在皮膚上的精油之一。除此之外，茶樹精油的氣味溫暖芳香又略帶苦味，所以每當情緒低落時，也可增進心智的活力，使其回復和諧平衡狀態。

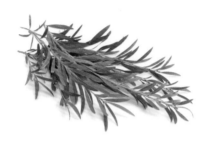

學名	Melaieuca Alternifolia
科別	桃金孃科
萃取方式	蒸餾法
主要成分	醇類、萜烯類、氧化物
歸經性質	入肺經，屬乾、溫性
生理屬性	具備抗菌、抗病毒功效，對呼吸道感染症狀都有幫助
心理屬性	有助於在煩亂的思緒中，找回提升能量的頭緒
注意事項	- 未知
精油療癒配方	《喉嚨痛漱口配方》 初期喉嚨痛，可於水中加入 20 滴茶樹精油漱口；或直接取 1~2 滴茶樹精油，塗抹於喉嚨及前胸。

肉桂

肉桂原生在溫暖潮濕樹木茂密並具有瘴癘之氣的地方，因此練就一身強大的抗菌能量，因而對與補強身體、促進身體血液循環及疾病之後的恢復期很有助益。此外，由於肉桂也具有導引陽氣、活血通經、散寒止痛的功效，所以，也具有提振自體免疫力、安撫消化道痙攣的功能。由於肉桂的氣味蘊含優雅又強大的生命力，因此，對於筋疲力竭和心情沮喪的人安撫功能極佳。

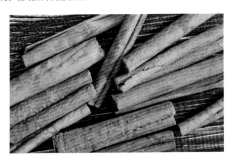

學名	Cinnamomum Zeylanicum
科別	樟科
萃取方式	蒸餾法
主要成分	萜烯類、酚類、醇類、醛類、酯類
歸經性質	入心、脾、肝、腎經，屬熱性
生理屬性	促進血液循環、強壯、止痛
心理屬性	提振低落情緒，撫慰心靈創傷
注意事項	- 懷孕期間避免使用 - 低濃度使用，以免刺激皮膚
精油療癒配方	《緩解疲勞痠痛配方》 肉桂 5 滴 + 迷迭香 3 滴 + 甜馬鬱蘭 6 滴 + 杜松 4 滴 + 甜橙 2 滴 +15ml 甜杏仁油及 5ml 聖約翰草浸泡油，每天 1-2 次塗抹於需要部位。 * 本配方不建議孕婦使用

迷迭香

迷迭香它是增強體內陽性能量最佳幫手，而且本身又具有提振激勵的功能，因此，它能有效矯正心理與生理雙方面的不適。所以迷迭香精油也可以用來治療注意力不集中與神經衰弱的情形。因而每當感覺沮喪，提不起勁的時候，迷迭香總能助你一臂之力，開啟活化腦部能量，達到啟發無限潛能與提振信心的功效。

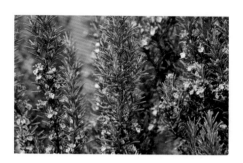

學名	Rosmarinus Officinalis
科別	脣形科
萃取方式	蒸餾法
主要成分	氧化物（1,8 桉油醇）、單萜烯
歸經性質	入心、肝、脾、肺經，屬暖、乾性
生理屬性	心臟補藥、助循環、使頭腦清晰
心理屬性	提振自信心，讓精神活躍
注意事項	- 懷孕、高血壓、癲癇避免使用
精油療癒配方	《養腸除燥配方》 迷迭香 6 滴＋苦橙葉 4 滴＋檸檬 5 滴＋5ml 甜杏仁油，用來嗅吸或按摩頭部。 ＊本配方不建議孕婦使用

佛手柑

佛手柑精油因化學成分結構與薰衣草精油極為相似，雖然同樣具有溫和滋養的特質，然而因為其中內含呋喃香豆素的成分，因此無法被廣泛運用。此外，由於佛手柑精油具有恢復心靈平靜展現內外之美的特性，所以每當體內「氣」能不足的時候，總是能讓人卸下心防，達到幫助釋放壓抑情感、回復身體穩定平衡的狀態。

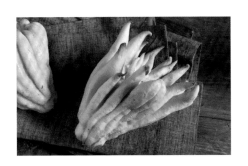

學名	Citrus Bergamia
科別	芸香科
萃取方式	冷溫壓榨法
主要成分	酯類、單萜烯、單萜醇、呋喃香豆素
歸經性質	入心、肝、脾經，屬乾、涼性
生理屬性	疏肝理氣、健胃開脾
心理屬性	放鬆、穩定情緒
注意事項	- 有光敏性，塗抹後盡量避免陽光曝曬
精油療癒配方	《強健心肺配方》 佛手柑 6 滴 + 乳香 4 滴 + 玫瑰 5 滴 + 10ml 甜杏仁油，每天 1-2 次順按摩手、足及背部。 ＊本配方不建議孕婦使用

4-9 水行體質養護重點

　　五行中的「水」具有向下流動、滋養，避免乾燥的特點。所以針對水行體質的養護，最重要的就是要讓水屬臟腑調節功能順暢，減少細菌在體內的停留與危害。因此，一位健康的水行體質者，若是能懂得「補氣養腎，通調水道」的養生原則，就能預防疾病產生，並且免除虛胖、水腫身材的命運。

從體型 / 個性，看水行體質

外型特徵	頭大，偏國字臉，眼大眉粗，膚色偏黑，肩膀窄小，腹部略大， 從背部看來卻顯修長，走路時常會明顯擺動身體
性格特徵	冷漠、膽小
相應臟腑	腎、膀胱
易患病症	消化不良、便秘、疲倦、腰痛、後頸與肩胛痠痛、口臭、暈眩、失眠

水行體質專屬保養處方

飲食建議	可多食用黑色或觸感滑溜的食物。例如：芝麻、昆布、黑木耳
生活習慣	可藉由適度的運動鍛鍊腰力和腳力，以增加排汗
健身重點	太極養生操
香氛應用	選擇利尿排毒、祛風散寒、消除疲累的精油
紓壓對策	淋巴引流按摩、拉筋伸展運動、足浴法、捏脊按摩法
適用花精	「水氣過盛」：白楊、龍膽、岩薔薇 「水氣不足」：救援、水堇

4-10 水行體質適用精油介紹

由於五行中的水，對應的是人體的下焦之處，並且具有向下流動、潤澤生命的能量。因而在生理功能上，腎又與膀胱相互依存，相互協同，且主管人體五臟六腑及九竅的水液代謝。因此水性體質之人，常會因水屬臟腑不夠強健，而飽受各種相關疾病的折磨。而其不適症狀常表現在所對應的臟腑循行經絡之上，例如：頻尿、腎結石、膀胱結石、腿軟、腰疼、月經不調、遺精陽痿、血尿耳鳴等等病症之上。所以水性體質之人的養生保健重點應著重於「養腎顧元，利尿排毒」的調養之上。如此才能啟動生命之源，達到活躍能源律動、開啟臟腑活力循環的目的。

除此之外，由於人體的腎與膀胱也是主掌成長發育、生殖泌尿代謝的主要的來源，因此也可以說是人體精髓與生理活動的催化劑。所以，水行體質者除了著重通調人體無用的水液及代謝多餘的火氣之外，體內「氣」化的運行也非常重要。因而，水行體質者若能依其自身體質的強弱，在選擇適用的精油上，選用活躍能量律動、促進體內臟腑活力循環為主的精油，如此必能使身體的氣、血、水（津液）在體內運行通暢。

「水」氣過盛：

五行之中金能生水，木則賴水潤澤，但是水氣如果過旺會撲滅火，沖散土。所以人體中水氣如果過盛，就容易導致水濕無法代謝正常，因而誘發心神不寧及疲倦乏力的狀態。因此為了養護人體生命的根源，掃除疲累提升動能，最重要的養生原則就是維持「水氣的平穩度」，這樣才能使身心獲得良好的養護功能。

「水」氣不足：

水行體質者健康的資本，在於其屬水之臟腑能夠運化調節正常。所以每當水行人體內水氣不足時，水分和老舊廢物的代謝功能就會變差，導致身體活力呈現衰退的現象。有鑑於此，為了促進體內水氣運化的正常，令自身達到陽氣充盛、祛濕利水的狀態。除了要滋養腎臟外，也要注意體內「氣」的通達。

四季五行與芳香療法實務應用

水氣過盛

〔推薦精油〕

岩蘭草

玫瑰草

完全依蘭

杜松漿果

→ 請參閱 P.95~P.98

□會耳鳴
□容易失眠
□四肢容易水腫
□容易感覺疲勞
□感覺精力衰退

水氣不足

〔推薦精油〕

甜茴香

天竺葵

快樂鼠尾草

大西洋雪松

→ 請參閱 P.99~P.102

□排尿異常
□膚色黯沉
□睡覺時嚴重盜汗
□腰痛、腿部無力
□反覆罹患膀胱炎

岩蘭草

岩蘭草為禾本科植物。因其根扎得很深，生命力活躍，即使處在惡劣的環境中，也能幫助水土保持並支持土壤的穩定。因此岩蘭草精油即以「鎮靜」之名，而廣被人所知。然而由於岩蘭草精油因蘊含豐沛的大地能量，所以它對於人體的中樞神經有極佳的平衡作用，可以溫和促進循環、改善失眠、緩解鬱積的情緒，是真實面對自己生命狀態，找回初衷的好幫手

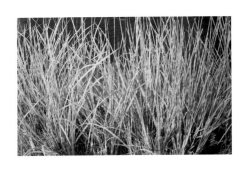

學名	Vetiveria zizanoides
科別	禾本科
萃取方式	蒸餾法
主要成分	倍半萜醇、倍半萜酮
歸經性質	入胃、肝、腎經，屬涼、濕性
生理屬性	對腺體具有激勵滋補的功能
心理屬性	消除緊張恐懼，讓身心重建平衡
注意事項	- 未知
精油療癒配方	《強健骨力配方》 岩蘭草 2 滴 + 山雞椒 3 滴 + 佛手柑 4 滴 + 羅馬洋甘菊 1 滴 +10ml 甜杏仁油，每天 1-2 次塗抹於需要部位。 ＊本配方不建議孕婦使用

四季五行與芳香療法實務應用

玫瑰草

由於玫瑰草精油的幾個主要化學成份與玫瑰相近，自古便常用來仿製混充玫瑰精油。而其在傳統印度醫學中，因玫瑰草精油具有強心與鬆弛神經的作用，所以可有助於緩解失眠焦慮、坐骨神經痛、消化不良等症狀。此外，玫瑰草精油因味道宜人，又可以促進表皮細胞再生並協助皮脂分泌的平衡，因此，也經常被加在各類皮膚保養產品中。

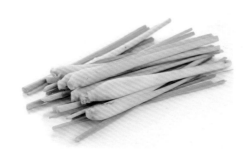

學名	Cymbopogon martinii
科別	禾本科
萃取方式	蒸餾法
主要成分	單萜醇（牻牛兒醇）、酯（乙酸牻牛兒酯）
歸經性質	入脾、胃、腎經，屬涼、濕性
生理屬性	滋補身體，促進細胞再生
心理屬性	能提振及安撫情緒
注意事項	- 未知
精油療癒配方	《淨化身心配方》 玫瑰草 2 滴 + 芳樟 3 滴 + 佛手柑 4 滴 + 岩蘭草 1 滴 +10ml 甜杏仁油，塗抹於頂輪、臍輪處，做冥想靜坐使用。 ＊本配方不建議孕婦使用

完全依蘭

完全依蘭素有「花中之花」的美名。因為氣味芳香濃郁，所以總能散發出令人著迷、催情的香氛。因此在香水工業的應用上完全依蘭可以說是最具女人味的香氛代表。此外，完全依蘭芳香酯含量較高，所以具有強大的抗痙攣與止痛效果，所以，對於鎮靜神經系統、激勵體內生成腦內啡與血清素，有極佳的助益。

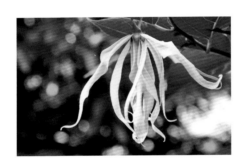

學名	Cananga odorata
科別	番荔枝科
萃取方式	蒸餾法
主要成分	芳香酯、倍半萜烯、沉香醇
歸經性質	入心、腎經，屬涼性
生理屬性	子宮的補藥，可調理生殖系統的諸多問題
心理屬性	可舒解神經緊張、以及恐懼的情緒
注意事項	- 過敏性肌膚須低濃度（1%）使用 - 濃度過高或使用時間過長，有可能會引發嘔吐、頭痛的症狀
精油療癒配方	《心神舒緩配方》 完全依蘭 2 滴 + 薰衣草 3 滴 + 佛手柑 1 滴 + 松針 4 滴 +10ml 甜杏仁油，每天 1-2 次做嗅吸使用。 ＊本配方不建議孕婦使用

四季五行與芳香療法實務應用

杜松漿果

由於杜松漿果是一款能夠溫暖心靈，幫助排酸解痛的精油。所以，自古以來，它時常被運用在淨化及驅除負面有關的事物上。除此之外，因杜松精油排水的功能相當著名，同時又具有良好的利尿及緩解淋巴充血的特性，因而非常適合處理膀胱炎、體液滯留等相關問題。

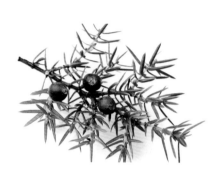

學名	Zingiber Officinalis
科別	柏科
萃取方式	蒸餾法
主要成分	醇類、萜烯類、氧化物
歸經性質	入腎、心、脾、肺經，屬熱、乾性
生理屬性	有助於溫熱身體及調整體內水分代謝功能
心理屬性	可淨化能量及精神上的疲憊
注意事項	- 可能刺激皮膚
精油療癒配方	《關節保養配方》 杜松漿果 5 滴 + 檸檬薄荷 3 滴 + 甜馬鬱蘭 6 滴 + 薰衣草 4 滴 + 檸檬 2 滴 +15ml 甜杏仁及 5ml 聖約翰草浸泡由。每天 1-2 次塗抹於關節部位即可。 ＊ 本配方不建議孕婦使用

甜茴香

甜茴香是西方極具代表性的香草藥方，文獻上指出，甜茴香精油除了幫助消化、舒緩脹氣外，還具有良好的排毒功能。此外，也因內含有某種類似雌激素的植物激素，所以每當女性遇到經期不適的時候，也可藉由甜茴香溫暖滋補的特性，來幫助回復活力與平衡，給予身心正向情緒的力量，達成撫慰功效。

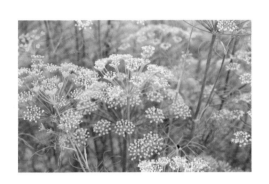

四季五行與芳香療法實務應用

學名	Foeniculum vulgare
科別	繖形科
萃取方式	蒸餾法
化學成分	單萜烯、單萜醇、醚類、呋喃香豆素
歸經性質	入脾、胃、腎經，屬辛、溫性
生理屬性	可幫助消化，促進身體代謝
心理屬性	情緒困頓時，可帶來力量與勇氣，度過低潮
注意事項	- 懷孕期間避免使用 - 皮膚敏感者避免使用
精油療癒配方	《經期保養配方》 甜茴香 2 滴 + 絲柏 2 滴 + 甜橙 3 滴 + 薰衣草 5 滴 +5ml 月見草油 +15ml 無香料乳液，每天 1-2 次塗抹於下腹部及下背部位。 ＊本配方不建議孕婦使用

天竺葵

天竺葵又被稱為「窮人的玫瑰」，而其精油特性在能量上具有寒、濕的特性，所以，它能有效發揮清熱與消炎的功效，並強化身體的代謝能力。除此之外，由於天竺葵帶有甜甜溫暖的花香味，容易讓人產生愉快的感覺。因而，每當身心感覺到不平衡的時候，天竺葵總是能創造安全穩定的感受，尤其對於調養女性內分泌統和更年期症狀，都具有很好的平衡功效。

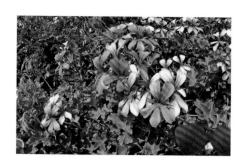

學名	Pelargonium Graveolens
科別	牻牛兒科
萃取方式	蒸餾法
主要成分	單萜醇、酯類、醛類
歸經性質	入心、腎經，屬寒、濕性
生理屬性	清除淋巴系統，處理水分滯留
心理屬性	消除焦慮，平衡身心狀態
注意事項	- 懷孕期間避免使用 - 皮膚敏感者避免使用
精油療癒配方	《經前症候群保養配方》 天竺葵 6 滴 + 絲柏 6 滴 + 肉桂 3 滴 +5ml 月見草油 +25ml 無香料乳液，每天 1-2 次塗抹於下腹部及下背部位。 ＊本配方不建議孕婦使用

快樂鼠尾草

Clarus 是快樂鼠尾草的俗名，其意是淨化、清楚之意。除此之外，由於快樂鼠尾草精油富含乙酸芳樟酯，所以，它能幫助人釋放心中各種壓力和緊張，營造出令人溫暖放鬆的幸福感受。而且，它又不像鼠尾草那般含有側柏酮的毒性，因此，是一款很適合發揮調理身心的平衡劑。所以在芳療的使用上通常會以此去取代鼠尾草。

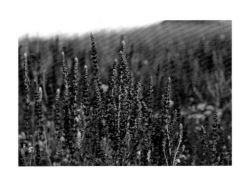

學名	Salvia sclarea
科別	唇形科
萃取方式	蒸餾法
化學成分	單萜醇、酯類、倍半萜烯類
歸經性質	入肺、肝經，屬平、涼性
生理屬性	是荷爾蒙良好的平衡劑
心理屬性	可帶來歡愉幸福的感受
注意事項	- 懷孕期間避免使用 - 鎮靜效果強烈，會讓人注意力難以集中
精油療癒配方	《安撫身心配方》 快樂鼠尾草 3 滴 + 佛手柑 3 滴 + 大西洋雪松 4 滴 + 乳香 2 滴 +30ml 甜杏仁油，每天 1-2 次適量塗抹全身 * 本配方不建議孕婦使用

四季五行與芳香療法實務應用

四季五行與芳香療法實務應用

大西洋雪松

由於大西洋雪松具有抗菌、收斂及補腎的特質，因此，若用於人體之上則具有良好的排濕及強腎功效。尤其是針對處理平衡人體內分泌系統和改善泌尿道感染症狀的功能上特別顯著。除此之外，由於大西洋雪松的木質香氣，不但可以振奮神經，也能減少壓力和緊張，因而每當情緒低落的時候，它的能量氛圍，總能帶給人支持的力量。

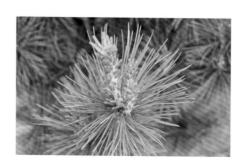

學名	Cedrus Atlantica
科別	松科
萃取方式	蒸餾法
主要成分	倍半萜烯、倍半萜酮、倍半萜醇
歸經性質	入腎經，屬暖、乾性
生理屬性	可加強淋巴循環，排出多餘水分
心理屬性	發揮高度韌性，保持自我
注意事項	- 懷孕期間避免使用 - 濃度高可能刺激皮膚
精油療癒配方	《活躍能量律動配方》 大西洋雪松 5 滴 + 檸檬香茅 3 滴 + 甜馬鬱蘭 6 滴 + 黑胡椒 4 滴 + 葡萄柚 2 滴 +15ml 甜杏仁油及 5ml 聖約翰草浸泡油，每天 1-2 次塗抹全身各部位。 * 本配方不建議孕婦使用

Part5 順著四季來養生

中醫講求天人合一，而我們身處在自然界中，也應順其運轉的根本來養生。因此，每個人體質不同，即使在同一個季節裡，其養護保健的方式也會有所不同。所以想要健康長壽，就要順時而變，順天而行。然而一年四季呈現著「生、長、收、藏」的自然趨勢，其規律是：

養「生」，就是春天應借助大自然的生機，去激發人體的生機，鼓動生命的活力，從而進一步激發五臟，儘快從冬天的藏伏狀態中走出來，進入新春的生命活動。所以，春天重在養肝，因為肝主生機，肝應於春。

養「長」，就是利用夏天天地的長勢，去促進人體的生長功能，重點在養心，通過調動心的氣血運行功能去加強人體的生長功能。養長包括夏天要長個子、長肉、長骨骼。

養「收」，就是順應秋天大自然的收勢，來幫助人體的五臟儘快進入收養狀態，讓人體從興奮、宣發的狀態逐漸轉向內斂、平靜的狀態。

養「藏」，是指順應冬天天時的藏伏趨勢，調整人體的五臟，讓人體各臟經過一年的辛苦後，逐漸進入休整狀態，也就是相對的「冬眠」狀態。

由此可知，人若想要健康長壽，只要檢視自己的體質狀況，再依照四季養生保健的原理來調養身體，如此就可以累積健康的資本，達成養生的功效。

春季

陽氣生發萬物甦醒
最適合清除寒冬深藏的負擔

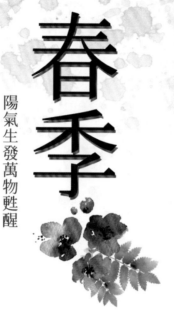

木行體質春季養生重點—「清肝利膽，促進老舊細胞代謝」

火行體質春季養生重點—「注重平心定志，疏肝理氣」

土行體質春季養生重點—「活絡脾胃，助陽氣」

金行體質春季養生重點—「護肝益肺，舒心解憂」

水行體質春季養生重點—「保肝護腎，疏通壅堵」

5-1 春季養生法

　　春季是氣候由寒轉暖的季節，氣溫變化較大，因此細菌、微生物的活動力也變強，所以，在此時節很容易誘發病邪入體而導致疾病的產生。有鑑於此，在春令時節的養生原則當以「養陽」為主。而養陽最主要方法就是多曬太陽，以此可有助於人體氣血的生發，幫助抵禦外來邪氣的侵襲。除此之外，由於春屬木，而人體五臟的肝也屬木。所以，春季的時候如果我們熬夜或者發脾氣的話，就會傷到五臟裡面的肝。因此，春季的養生原則也應盡量保持身心愉快，並與大自然生發之氣融為一體。

「春季」養生原則

節氣	保健方式
立春	春天開始，萬物有了生機。注意保暖；增強代謝力。
雨水	雪散為水，雨量開始增多，須注意保暖，調脾胃。
驚蟄	春雷響動，氣溫上升。春時肝旺，飲食宜防肝氣傷脾。
春分	春季過了一半，晝夜等長，需避免亂發脾氣。
清明	天氣暖了，注意呼吸道的保養。
穀雨	雨水增多，穀物茁壯生長，飲食應以清淡祛濕為宜。

5-1-1 木行體質春季養生重點——「清肝利膽，促進老舊細胞代謝」

春天是肝氣生發的季節，各組織器官功能旺盛，需要大量的營養物質供給。因此，木行體質的人在春季的養生關鍵，首重活絡氣血和疏通肝膽經絡，並保持身體通達調暢。所以，每當情緒不佳或身體不適之時，最好是能夠多休息轉換一下心情。

另外，由於肝具有負責讓氣血在體內流通，並向全身肌肉輸送營養，使身體能夠靈活運作的功效；而膽則具有儲藏與排泄膽汁及協助肝進行解毒的功能。因此，順應春季生發的特點，木行體質的人，若能於春季加強疏通肝膽經絡，即能將累積於體內的寒氣排出體外，達成養肝護膽的功效。

【樂活舒壓對策 --- 敲膽經，刮肝經】

Step1： 找出適合自己的芳香氣味，調合成 3% 的按摩油，將精油滴點於手腕內側做肌膚測試，若無過敏反應，則沾取適量精油在手心搓熱後，再嗅吸精油 3 次，並將其塗抹於腿部內、外側。

Step2：「敲膽經」找出大腿外側中線，從靠近屁股的大腿外側根部到膝蓋外側，分成四個點來敲。

Step3：「刮肝經」找出大腿內側中線，從內側膝蓋方向往大腿根部刮。

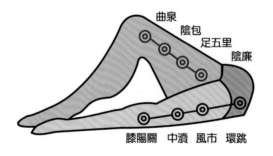

曲泉　陰包　足五里　陰廉

◉ 肝經-位於大腿內側

◉ 膽經-位於大腿外側

膝陽關　中瀆　風市　環跳

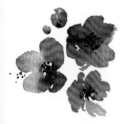

5-1-2 火行體質春季養生重點──「注重平心定志，疏肝理氣」

五行生剋理論中提及，木生火，肝屬木，心屬火，因此，火行體質的人在春季容易有肝火上升、代謝失調的現象，所以若不能適時排解疏通，便容易有氣血阻塞的狀況，導致引發高血壓、中風等心腦血管疾病的產生。有鑑於此，火行體質的人在春季的養生關鍵是讓肝氣疏通，並隨時保持樂觀的心態，有空也可以多出外踏青，抒發體內多餘的活力。

另外，由於火行體質的人，春季時容易受到自身火行元素的影響，而變得暴躁易怒。因此，建議火行人要多注意調整自己的心態，忌燥忌怒，凡事不要太較真，每當情緒躁動不安時，可藉由簡易的香氛泡澡方式，來舒緩不適的情緒。

【 樂活舒壓對策 --- 香氛泡澡法 】

Step1： 在浴缸中注入水溫約 38~43℃的溫水。

Step2： 找出適合自己的芳香氣味，滴點 5-10 滴精油於浴缸中。

　　　　＊浸泡時間以 10~15 分鐘為宜。(皮膚若有傷口者不建議操作)

Step3： 泡澡完須將身體擦拭乾淨，並可塗抹保濕乳液來幫助身體的代謝循環。

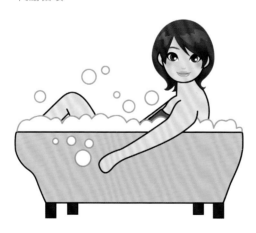

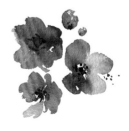

5-1-3 土行體質春季養生重點──「活絡脾胃，助陽氣」

　　《黃帝內經》說：「甜入脾，脾為土」，而木剋土，因而養肝膽要從養脾胃開始。在陽氣生發的春季，容易因為春天降雨增多，造成體內濕氣加重和肝氣上升的現象。因此，土型體質的人在春季時，如果攝取過多油膩的食物，很容易造成胃火上升和消化不良的現象。所以，土行體質的人在此季節時，應加強經絡疏導，幫助陽氣生發，將多餘的濕氣排導出去。

　　另外，春季在陽氣的作用之下，一旦肝的作用太過旺盛，就有可能會妨礙到五臟的「脾」及六腑的「胃」的消化吸收及功能。因此，若想要隨著春天的變化，積極的從事各種活動的話，就需要將人體的脾胃照顧好。然而小腹乃是陰中之陰，為寒氣聚集之處，所以土行體質的人，若能養成每天早晚輕推腹部的習慣，便可有助於排除體內多餘的濕氣與毒素。

【樂活舒壓對策 --- 補腸保胃推腹法】

Step1： 找出適合自己的芳香氣味，調合成 3% 的按摩油，將精油滴點於手腕內側做肌膚測試，若無過敏反應，則沾取適量精油在手心搓熱後，再嗅吸精油 3 次，並將其塗抹於腹腔部位。

Step2： 將雙手五指併攏，以兩掌貼放在左右脅肋處。

Step3： 沿脅肋往返摩擦，自上而下反覆操作，時間約 2 ～ 3 分鐘。

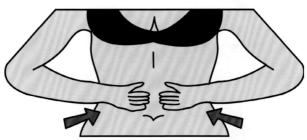

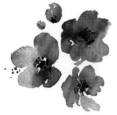

5-1-4 金行體質春季養生重點——「護肝益肺，舒心解憂」

　　春季裡多風乾燥，且由於金剋木的關係，所以肝氣過旺容易對呼吸道造成影響。因此，金行體質的人，很容易在春天時感覺到口乾舌燥、喉嚨腫痛、氣喘咳嗽等現象。有鑑於此，金行體質的人在春季要多留意潤肺養肝，還需注意調暢自己的情緒，凡事不要急躁，盡量保持心境平和，避免憂愁和抑鬱，以免肝氣太過受傷，而損害到自己的肺。

　　然而金行體質的人，在春季的養生關鍵，就是要做好保暖的準備，並維護好體內的陽氣。所以多加利用春天這個時間盡量活動身體，出門曬曬太陽，慢慢地享受散步時光或是多做深呼吸是一個很不錯的選擇。除此之外，為了隨時可以平撫焦躁不安的情緒，調配自己專屬的聞香瓶也是一個很好的方法。

【樂活舒壓對策 --- 調配專屬精油聞香瓶】

Step1： 可上網或至玻璃容器專賣店，挑選自己喜歡的深色精油聞香瓶款式。（容量約 3ml 的大小即可）

Step2： 選擇自己喜歡的精油味道作調香動作。（建議配方不要超過 5 種，滴數盡量維持在 20 滴以內）

Step3： 每當情緒不佳時，可將此配方滴點於衛生紙上做嗅聞動作。（一天操作使用以 3~5 次為宜）

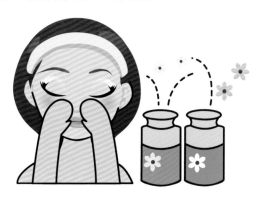

5-1-5 水行體質春季養生重點──「保肝護腎，疏通壅堵」

　　由於春季是氣候由寒轉暖的季節，氣溫變化較大。因此，細菌或病毒等微生物，容易在此時開始大量繁殖，導致身體容易遭受侵犯而致病。所以水行體質的人，在春季的養護觀念，應該著重在扶正陽氣，使其充沛旺盛，讓身體新陳代謝處於活絡的狀態，以利祛除體內的毒素。有鑑於此，為了養護體內陽氣最有效的辦法，就是多曬太陽，另外還要盡量保持自身淋巴系統的通暢，讓體內氣血的循環代謝功能可以順利運行，以增強「保肝護腎」的功效。因此，建議水行體質的朋友，平日裡可以多利用簡易的淋巴引流排酸方式，來活絡氣血，達成強健體魄的效能。

淋巴結是身體排除老廢物質得系統

← 淋巴的流向

• 淋巴結

淋巴就位在皮膚下方處而已，所以很脆弱。請沿著箭頭方向輕柔按摩。

膝蓋後面

【樂活舒壓對策 --- 淋巴引流排酸法】

Step1： 選擇一個溫暖舒適的環境。

Step2： 找出適合自己的芳香氣味，調合成 3% 的按摩油，將精油滴點於手腕內側做肌膚測試，若無過敏反應，則沾取適量精油在手心搓熱後，再嗅吸精油 3 次，並將其塗抹於身體所需部位。

Step3： 確認淋巴按摩的路徑，之後依序往腳、臀部、腹部、胸部、頭、頸部，做舒壓引流的引流動作。

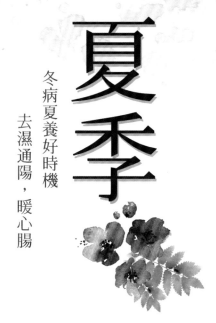

夏季

冬病夏養好時機

去濕通陽，暖心腸

木行體質夏季養生重點——「清熱祛暑，醒腦氣爽」

火行體質夏季養生重點——「盛夏養心，酷暑消脹」

土行體質夏季養生重點——「調和血氣，溫胃散寒」

金行體質夏季養生重點——「清心潤肺，扶正祛邪」

水行體質夏季養生重點——「溫養陽氣，排酸消腫」

5-2 夏季養生法

夏季氣候炎熱，容易產生暑濕之氣。因此，夏季養生，應著眼於一個「長」字。　除此之外，由於夏應於心，而心在夏天的時候，又最容易受到火邪的傷害。所以，我們在夏天的時候，最重要的養生重點在「養心」。

然而夏天屬陽，陽氣主洩，為了保持身體的恆定，所以該出汗時要出汗，不能閉汗。因此，夏天要好好留意自體的散熱功能，以防止熱量累積在身體裡面，導致身體出現失衡不適症狀產生。有鑑於此，為了適應夏天的特性，最重要的是需不時地留意身體的散熱功能。因而在夏天裡最自然的養生方式，就是多喝水，多食用新鮮、清淡的食物，避免油膩，而且縱使在酷暑難耐的狀況下，也建議不要吃太多的冰飲，或在冷氣房裡待太久。如此才能避免夏天濕熱之氣的侵害。

「夏季」養生原則

節氣	保健方式
立夏	氣溫升高，天氣炎熱要多補充水分。
小滿	天氣悶熱潮濕，必須加強脾胃消化運輸的功能。
芒種	細菌、微生物容易繁殖的季節，要注意預防疾病。
夏至	陽氣最旺的時節，不可貪涼及熬夜。
小暑	暑氣悶熱難耐，養生重點宜以防暑防濕為主。
大暑	酷熱暑邪，要避免過度流汗過度損耗心血。

四季五行與芳香療法實務應用

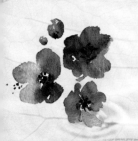

5-2-1 木行體質夏季養生重點——「清熱祛暑，醒腦氣爽」

　　夏天豔陽高照，萬物繁茂生長，陽氣在此時達到一整年的巔峰，因此人體的新陳代謝也特別的旺盛，所以為了適應夏天的特性，養生的重點是需要密切地留意自身散熱的功能。

　　因而在這個時節裡，木行人在起居上的養護，應保持心情舒暢，還要多留意防暑降溫，並且也可以增加溫水沖澡的次數，讓體內的陽熱易於發散出去。

　　另外，由於木行人的體質容易偏屬多陰少陽的狀況，所以體內肝氣容易失調，導致情緒容易受外在環境影響，而產生鬱悶之氣。因此，在炎熱高溫的夏季中，木行體質的人，要特別注意自己肝和膽的養護，其次是筋骨和四肢。所以，若能藉由每日簡易的頭部紓壓法，來養護肝膽經的運行順暢，必能將體內多餘的熱氣和濕邪排出體外。

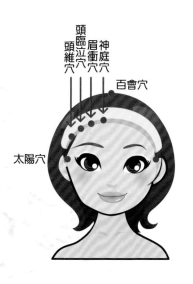

頭維穴　頭臨泣穴　眉衝穴　神庭穴　百會穴　太陽穴

【樂活舒壓對策 --- 頭部鬆筋疏壓法】

Step1： 先將頭髮梳理整齊。

Step2： 找出適合自己的芳香氣味，調合成 3% 的按摩油，將精油滴點於手腕內側做肌膚測試，若無過敏反應，則沾取適量精油在手心搓熱後，再嗅吸精油 3 次，並將其塗抹於頭部。

Step3： 確認頭部需按壓保健穴位（神庭、眉衝、頭臨泣、頭維、太陽、百會）等穴位後，做適當的頭部紓壓按摩，其後，可藉由雙手

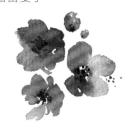

或木疏來疏理頭部，讓頭腦保持清晰。

5-2-2 火行體質夏季養生重點──「盛夏養心，酷暑消脹」

　　夏季主心，因此心經氣血本來就旺盛，再加上氣往上走，所以氣脹、氣瘀特別容易表現再上半身。所以火行體質的人，在夏季養生要多留意靜養心神，避免過度運動，還要避免在出汗之後，就立刻用冷水沖涼的習慣，以防止濕寒入侵。

　　另外，由於酷暑之下火型體質的人容易感到心浮氣燥，所以為了要讓身體能夠消脹散熱，就必須加強調節心臟的功能，讓體內濕熱之氣可以順利排出。因此，火行體質的人，若能適時的運用拍打方式來刺激心經與心包經，必能把體內多餘酷熱暑氣排出體外。

【樂活舒壓對策 --- 手部紓壓拍打操】

Step1：　找出適合自己的芳香氣味，調合成 3% 的按摩油，將精油滴
　　　　　點於手腕內側做肌膚測試，若無過敏反應，則沾取適量精油
　　　　　在手心搓熱後，再嗅吸精油 3 次，並將其塗抹於手部。

Step2：　手心相對拍打 36 下；反手拍打手背 18 下。

Step3：　空掌拍打手臂內外側，刺激心經及心包經的穴道（內側由腋下
　　　　　→指尖；外側由指尖→肩部）。

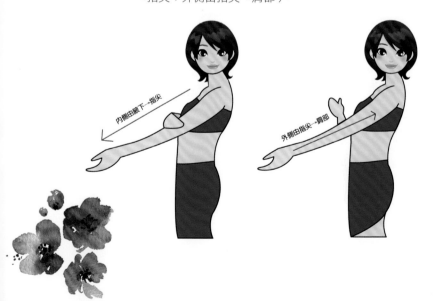

內側由腋下→指尖

外側由指尖→肩部

5-2-3 土行體質夏季養生重點 ---「調和血氣，溫胃散寒」

　　在悶熱的夏季裡，除了炎熱的天氣之外，濕氣也是造成身體出現狀況的一大主因。而人體只要每逢濕氣過高就會不容易排汗，長此下去若是不能及時處理，就容易導致身體的脾胃運化功能失調。所以，若想散熱去濕就要多留意保持室內通風的良好狀態，或是按壓虎口處的合谷穴來調節腸胃失調的現象，這些都是不錯的方法。

　　此外，由於夏季天氣炎熱且溼氣重，而土行體質的人原本就容易脾胃失調，如果此時因為暑熱而攝取過多冰涼的飲食，則很容易因此而造成脾胃的損害。因而導致氣能失調，誘發疾病的產生。有鑑於此，為了加強脾胃清熱利濕的功效，便可藉由簡易的腹式呼吸來排除體內的濁氣，讓腸胃可以正常蠕動。

【樂活舒壓對策 --- 腹式呼吸法】

Step1：找出適合自己的芳香氣味，調合成 3% 的按摩油，將精油滴點於手腕內側做肌膚測試，若無過敏反應，則沾取適量精油在手心搓熱後，再嗅吸精油 3 次，並將其塗抹於腹腔之上。

Step2：可於晨起或睡前盤腿而坐，雙手掌心交疊置於丹田處，保持放鬆狀態。

Step3：吸氣時腹部鼓起，吐氣時腹部自然凹下。（吐氣是比吸氣速度慢）

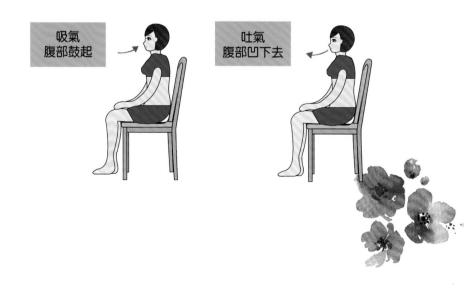

5-2-4 金行體質夏季養生重點──「清心潤肺，扶正袪邪」

夏天，是萬物繁茂生長的季節，由於夏天也有虛邪賊風，容易因為天氣溼熱而侵襲人的身體。所以夏季如果心火過旺則容易造成肺氣虛。因此歸其根本，體質屬於金行的人，在夏季養生要注意的還是心的養護。

另外，由於金行體質，容易因為暑邪，而造成氣虛或氣滯的狀況產生，導致熱氣容易瘀結在體內，使其渾身不暢快。因此，雖然夏天很熱，也不適合長期待在冷氣房中，還是要做一些簡易的舒緩運動，以預防冷氣病的發生。所以，金行體質的人，若能適時的運用扳指運動來活化身體機能，相信必能把體內多餘的濕邪之氣排出體外。

【樂活舒壓對策 --- 扳指運動】

Step1： 找出適合自己的芳香氣味，調合成 3% 的按摩油，將精油滴點於手腕內側做肌膚測試，若無過敏反應，則沾取適量精油在手心搓熱後，再嗅吸精油 3 次，並將其塗抹於手部。

Step2： 手心相對拍打 36 下；反手拍打手背 18 下，之後在輕輕拉撫手背數次，藉此來舒緩煩躁情緒。

Step3： 將每根手指頭輕輕地扳向手背處，直到手指頭有微微發痠的感覺，停約 10~15 秒，再放鬆歸位，讓血管疏通。

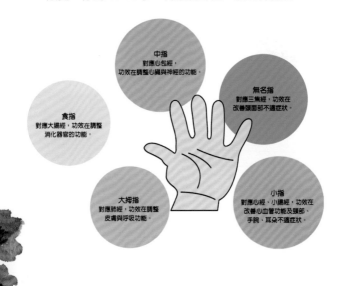

5-2-5 水行體質夏季養生重點——「溫養陽氣，排酸消腫」

所謂「心與夏相通」。而根據五行原理，水剋火，火屬心，因此夏季時心火當令，所以，水行人如果心火過旺就容易導致腎氣不足。如若再加上壓力過大，而讓心過熱的話，就更容易使體內水氣失衡，造成身體不適的狀況產生。

另外，由於水行體質的人，在炎熱的夏季裡，容易因為夏天火性能量的增強，造成體力及抵抗力變弱。所以，此時要盡量維持正常的生活作息，還有就是不要長時間待在「冷氣房」裡，以預防濕熱之氣鬱積於體內，進而誘發疾病的產生。有鑑於此，水行體質的人，為了避免體內夏季濕熱之氣無法排出體外，因此，建議可搭配簡易的拉筋伸展運動來提升基礎代謝率，藉此來為身體補氣，以達成去濕除熱的功效。

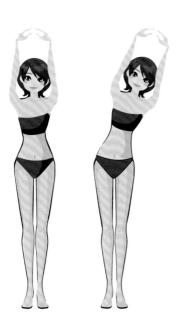

【樂活舒壓對策 --- 拉筋伸展運動】

Step1： 找出適合自己的芳香氣味，調合成 3% 的按摩油，將精油滴點於手腕內側做肌膚測試，若無過敏反應，則沾取適量精油在手心搓熱後，再嗅吸精油 3 次，再將精油塗抹於頭頂部的百會穴及足底的湧泉穴。

Step2： 雙手交握向上打直，足底微微墊起腳尖，維持 1 分鐘。

Step3： 延續上述動作再做左右彎曲拉筋各 30 秒的動作。之後，雙腳踏地擺正與肩同寬，雙手空掌拍打後腰部。

秋季

秋高氣爽涼風至，潤肺清腸好呼吸

代謝淤積的廢物與毒素，補充水分防秋燥

木行體質秋季養生重點──「益氣健脾，開心解憂」

火行體質秋季養生重點──「利濕清熱，寧心安神」

土行體質秋季養生重點──「清熱生津，防濕健脾」

金行體質秋季養生重點──「養陰防燥，去濕排毒」

水行體質秋季養生重點──「祛風散寒，健脾益胃」

5-3 秋季養生法

秋高氣爽，天氣由熱轉涼，陽消陰長，草木蕭條，一切變得寂靜。因此，秋季養生，應著眼於一個「收」字。此外，由於「心主血、肺主氣」，而肺又應於秋，所以，秋天應利用「肺當旺」的趨勢，來滋陰防燥，降氣固金來養肺。

然而，人體氣血的運行與心肺密切相關，心有病，氣血不能運行，肺的呼吸當然會受到影響。再則因為五臟中，肝主升、肺主降；肝主血、肺主氣。所以肝、肺必須協調好，呼吸才能正常進行。除此之外，由於秋天主燥，而燥氣通於肺，肺又與大腸關係最密切。因此，肺如果受到秋燥的傷害，肺津不能滋養大腸，就會導致津枯便祕、腸胃不適的症狀。所以，秋季養生之道應以清火潤腸為宜。

「秋季」養生原則

節氣	保健方式
立秋	早晚溫差大，應注意氣溫的變化。
處暑	慎防「秋老虎」，應多注意防曬與補充水分。
白露	氣候轉涼露水增多，此時要多留意呼吸道的問題。
秋分	晝夜等長陰氣漸盛，早晚應及時添加衣服。
寒露	天氣漸冷，護肺保陰才養生。
霜降	寒意加重，飲食宜溫補。

5-3-1 木行體質秋季養生重點──「益氣健脾，開心解憂」

　　　　木行體質的人，對於時令的適應，大多耐春夏而不耐秋冬。這是因為木行人的體內多陰少陽，而且體質偏濕寒的關係。所以木行體質的人，在秋季時一旦肝氣偏旺，情緒就容易變得很抑鬱。

　　　　《黃帝內經》中說：「百病生於氣」，而肝是木；脾是土，而木又剋土，所以肝不好，自然就會影響到脾胃。因此木行體質的人，在秋冬的養生方式，就是要保持心平氣和，避免肝火過旺，影響到其他臟腑的運行。所以，若能搭配簡易律動鬆筋法，來活化身體機能，相信必能事半功倍的效果。

【樂活舒壓對策 --- 律動鬆筋法】

Step1：　找出適合自己的芳香氣味，調合成 3% 的按摩油，將精油滴點於手腕內側做肌膚測試，若無過敏反應，則沾取適量精油在手心搓熱後，再嗅吸精油 3 次，並將其塗抹於身體所需部位。

Step2：　以瑜珈拱橋姿勢，屈膝挺背做腹式呼吸 3 次。

Step3：　雙腳併攏並屈膝，做壓膝、抱膝滾背律動各 50 次。

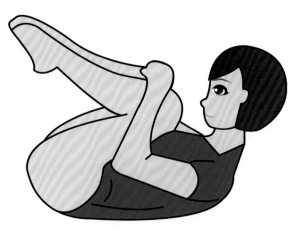

5-3-2 火行體質秋季養生重點——「利濕清熱，寧心安神」

　　告別了炎熱的夏天，來到了萬物皆以成熟穩定的秋天。可是到了秋天這個時節，自然界的陽氣已經逐漸開始疏洩，並且趨向於收斂。所以，人體內陰陽之氣的盛衰也會隨之改變。因此，火行體質的人，很容易因為秋季乾燥的關係，誘發體內的陽氣偏盛，因而產生汗液蒸發速度變快。導致身體容易出現口渴、心情煩悶等狀況。有鑑於此，火行體質的人在此時節的調養上，應該要加強水分的補充和維持生活作息的正常。除此之外，還要保持平和的心態，收斂自己容易心急上火的性情，並適時地運用簡易的甩手健康操的運動，讓自己的氣血可以活絡暢通，以達到強身健體的目的。

【舒壓對策 --- 簡易的甩手健康操】

Step1： 找出適合自己的芳香氣味，調合成 3% 的按摩油，將精油滴點於手腕內側做肌膚測試，若無過敏反應，則沾取適量精油在手心搓熱後，再嗅吸精油 3 次，並將其塗抹於手臂的內外兩側。

Step2： 雙腳打開，與肩同寬，放鬆膝蓋和手腕等部位。雙手一起前後擺動，幅度逐漸加大，直到手腕上舉至與肩同高 x100 次，做完 100 次後，慢慢縮小甩手幅度，順勢自然地停下來。(雙手前後來回甩動算 1 次，過程中盡量放鬆，雙手不要甩的太過用力）

Step3： 完成甩手動作後，再做 3 次深呼吸，並想像著熱氣都往手指末梢處排出去了，之後再輕輕甩動手腳，即完成全套動作。

5-3-3 土行體質秋季養生重點——「清熱生津，防濕健脾」

秋高氣爽宜人的天氣，會讓土型體質的人食慾大增，因此，在飲食中要避免暴飲暴食。尤其濕熱的氣候逐漸被秋天乾燥的氣候取代後，土行體質的人，會為了想消除體內的熱氣，就會更想喝冰涼的飲品來解渴。如此一來，體內臟腑就無法得到正常的滋養，因而體內就容易堆積毒素，導致誘發腸胃相關疾病的產生。

另外，由於秋天的氣候逐漸轉涼偏乾，而大部分土行體質的人，個性都比較偏安逸，因此，比較不喜歡做運動，所以，在體型上容易有脂肪堆積的的情形產生。有鑑於此，為了可以讓土行體質的人，可以增加體內水份及脂肪的代謝。這時候，可以藉由疏導背部膀胱經絡，來清理體內的陰邪之氣。

【樂活舒壓對策 --- 刮療疏通膀胱經】

Step1：　可以先用礦鹽調和乳液先做背部去角質動作，之後再用溫水卸除即可。

Step2：　找出適合自己的芳香氣味，調合成 3% 的按摩油，將精油滴點於手腕內側做肌膚測試，若無過敏反應，則沾取適量精油在手心搓熱後，再嗅吸精油 3 次，並將其塗抹於背部膀胱經兩側。

Step3：　利用刮痧板，依照膀胱經的循行路線，由頸部從上至下做刮滑動作，操作完成後，再補充一杯 250cc 的溫開水即可。

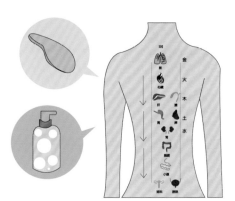

5-3-4 金行體質秋季養生重點——「養陰防燥，去濕排毒」

　　五行理論中「肺」屬「金」。而中醫強調，秋季的養生宜養陰。但是，金行體質的人，身體內的陽氣偏多，而陰氣偏少。所以，如果秋天太過乾燥的話就容易傷肺。因此，為確保人體金行元素的運行正常，在秋季之時，要特別留意「防衛之氣」的調暢，使其收斂潛藏，好為來年生發奠定物質的基礎。

　　然而肺屬「嬌臟」，性喜潤而惡燥，故當秋季中濕度下降，肺首當其衝。所以，在秋天的時候，金行體質的養生重點在肺，但是因為土生金，因此還要多留意身體的脾胃功能。另外，由於肺主管氣味、皮膚等組織，而中醫治則中有一個治病原裡為「同氣相求」，此法是以嗅覺調理來進行全身養護。因此，金行體質的人，若能以精油蒸氣嗅吸法來進行全身的調理，身心的感受力也會特別強。

【 舒壓對策 --- 精油蒸氣嗅吸法 】

Step1： 準備一個耐熱玻璃容器，注入煮沸的開水，倒入約七分滿

Step2： 找出適合自己的芳香氣味，將精油滴點 10~15 滴於玻璃容器中。（小孩和老人精油濃度要減半）

Step3： 頭上覆蓋一條大毛巾，以防蒸氣外洩。如此蒸薰約 10~15 分鐘

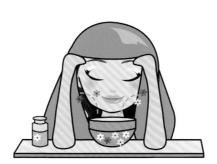

5-3-5 水行體質秋季養生重點——「祛風散寒，健脾益胃」

　　整個自然界變化是循序漸進的，秋天的氣候是由熱轉涼的轉化期，而節氣交接是陽氣漸收，陰氣漸長的轉替變化，至於人體則是陰陽代謝出現陽消陰長的過渡時期。因此，對於水行體質的人來說，若能好好把握秋天這個陽氣即將衰退的時節，將大自然提供的陽氣歸為身體所用，如此先為寒冷的冬天打底，等冬季來臨時就不怕疾病上身了。然而足部素來有人體的第二心臟的暱稱，因此，養護體內陽氣最有效的辦法就是多泡腳。其足浴程序簡述如下：

【樂活舒壓對策 --- 芳香足浴 DIY】

Step1： 準備一個足浴桶，注入水溫約 38~43℃ 的溫水，水高以可淹過足踝為宜。

Step2： 找出適合自己的芳香氣味，滴點 5-10 滴精油於足浴桶中，浸泡雙足。

　　　　＊浸泡時間以 10~15 分鐘為宜。（皮膚若有傷口者不建議操作）

Step3： 足浴完，須將足部的趾縫擦拭乾淨，並可塗抹適量的保濕乳液來幫助腿部循環。

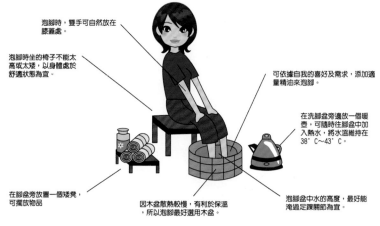

泡腳時，雙手可自然放在膝蓋處。

泡腳時坐的椅子不能太高或太矮，以身體處於舒適狀態為宜。

可依據自我的喜好及需求，添加適量精油來泡腳。

在洗腳盆旁邊放一個暖壺，可隨時往腳盆中加入熱水，將水溫維持在 38℃～43℃。

在腳盆旁放置一個矮凳，可擺放物品

因木盆散熱較慢，有利於保溫，所以泡腳最好選用木盆。

泡腳盆中水的高度，最好能淹過足踝關節為宜。

冬季

溫補腎陽，啟動生命之源
提升能源律動，開啟臟腑活力循環

木行體質冬季養生重點──「補腎疏肝，溫中散寒」

火行體質冬季養生重點──「補氣養血，益氣養陰」

土行體質冬季養生重點──「滋陰潛陽，補腎健脾」

金行體質冬季養生重點──「防寒防燥，調養精神」

水行體質冬季養生重點──「斂陰護陽，益腎養精」

5-4 冬季養生法

　　冬天的養生在一年四季中，可以說是最重要的一個環節。這是因為冬季氣溫嚴寒凜冽，再加上陰氣極盛人體活動又慢。所以，如果此時沒有把陽氣「藏」好，那麼到了春天，人的身體就容易產生虧損。

　　然而根據春夏養陽、秋冬養陰的理論。冬天應該養陰，因為冬天是陰氣最濃、品質最佳的季節。所以，此時若能順應陰長的氣化特性來養陰，效果自然比其他季節要好。此外，冬天也要注意養陽。因為冬天的陽氣最寶貴，日照短而弱，太陽很快就偏西；加上冬天天氣寒冷，易耗損人體的陽氣，因此，冬天也必須重視養陽，這樣才能維持人體的陰陽平衡。

「冬季」養生原則

節氣	保健方式
立冬	天氣變冷代謝變弱，飲食作息需保持正常。
小雪	氣溫驟降，須留意頭頸部的保暖。
大雪	寒邪燥氣當令，飲食溫補以強身。
冬至	陽氣初生，飲食宜滋補。
小寒	寒則血凝，須留意腰腿關節保暖。
大寒	氣候嚴寒，避免腠理大開。

5-4-1 木行體質冬季養生重點——「補腎疏肝，溫中散寒」

　　每到了冬天，天地萬物，皆停止活動。因為人體五行中素有「肝腎同源」的說法，且冬季五臟又與腎相對應。而腎為肝之母；肝的血又能養腎的精的關係。所以，冬天是養肝護腎的最重要的時節。因此，冬季的養生重點應著重在「補腎疏肝」之上。除此之外，由於冬天的陽氣最寶貴，日照短而弱，太陽很快就偏西；加上冬天天氣寒冷，易耗損人體的陽氣。所以木行體質的人，在冬天除要留意身體的「防寒」功能外，還要藉由適當的運動，來養護自身陽氣，達成「溫中散寒」的目標，好為來年的身心健康作把關。

　　除此之外，由於冬季的到來，天氣變得寒冷。人體體表容易被外在的寒氣所影響，造成人體氣血容易趨向內裡，因而使得水濕之氣不容易外洩，導致身體循環代謝不佳的情況產生。因而此時若能搭配「拍打內臟行氣法」來活絡氣血，必能藉此喚醒五臟六腑的活力，達成養生保健功效，

【樂活舒壓對策 --- 拍打內臟行氣法】

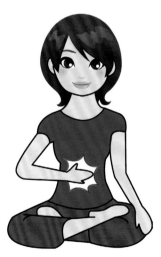

Step1：　找出適合自己的芳香氣味，調合成3%的按摩油，將精油滴點於手腕內側做肌膚測試，若無過敏反應，則沾取適量精油在手心搓熱後，再嗅吸精油3次，並將其塗抹於五臟的對應部位。

Step2：　盤腿而坐，閉上眼睛，空掌微彎，依序拍打包括心臟、肺臟、胃臟、肝臟、腎臟等各個臟器的對應部位。(此運動適合每日晨起及睡前操作，每次拍打各部位的次數以36下為基準)

Step3：　完成拍打動作後，可以雙掌交疊貼於鎖骨下方，想像著熱氣都往肚臍處集中，之後雙手再慢慢往下滑，即完成全套動作。

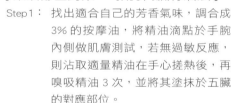

5-4-2 火行體質冬季養生重點──「補氣養血，益氣養陰」

　　火行體質的人，對於時令上的適應，大多耐春夏而不耐秋冬，因而每當感受到秋冬的寒冷之氣時，很容易誘發疾病的產生。這是因為，五行生剋理論中「水能剋火」的關係，因此，對於心火旺盛的火型人，養生的關鍵應著重在「補氣養血，益氣養陰」的調理上。有鑑於此，為了能讓身體達到心腎的平衡境界，火行人首先要擁有一顆寧心安神的心，凡事養成遇事冷靜、心平氣和的習慣，避免情緒過於激烈，尤其要避免暴怒生氣。除此之外，為了能舒緩冬季火行人過盛的火氣，建議平時可以多聽一些輕鬆減壓的音樂來緩解急躁的心情，也可搭配簡易的「香氛冥想舒壓法」，以減緩冬日氣血因陽氣過度活絡而亢進的肝火。

【樂活舒壓對策 --- 香氛冥想舒壓法】

Step1： 保持空腹狀態，選擇安靜的環境，穿著舒適的服裝，進行冥想前的準備。

Step2： 找出適合自己的芳香氣味，調合成 3% 的按摩油，將精油滴點於手腕內側做肌膚測試，若無過敏反應，則沾取適量精油在手心搓熱後，再置於鼻腔嗅吸精油 3 次。

Step3： 在舒適的環境中或坐或臥，輕閉雙眼，腦中想像著「明天將一切順利」，以一個感恩的心為冥想下句點。

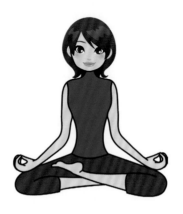

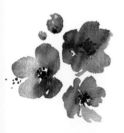

5-4-3 土行體質冬季養生重點——「滋陰潛陽，補腎健脾」

　　根據春夏養陽、秋冬養陰的理論，冬天應該養陰。而冬天是陰氣最濃的季節，也是萬物潛藏冬眠的時候。所以冬天必須重視「滋陰潛陽」，這樣才能維持好人體的陰陽平衡，讓陽氣在我們體內慢慢的運化，幫助我們可以順利地度過寒冷的冬季。然而，由於土行體質的人體質濕氣偏重，所以在冬季的養護上也要多留意「補腎健脾」的狀況。此外也要避免攝取過多熱量，以免體內氣血凝滯不前，而導致心血管病變或血壓、血脂增高的問題產生。另外由於冬天的晚上陰氣較重，天亮的也比較晚。如果身體不夠暖活，閉藏的陽氣就容易耗損。因此，若能利用簡易自製的香氛暖暖包來保暖身體，對鞏固自身陽氣會很有幫助。

【樂活舒壓對策 --- 香氛暖暖包】

　　所需材料：棉布袋 X1、棉線 X1、有機棉花球適量、紅豆 200 克、辛香料（迷迭香、肉桂、小茴香）各 12 克

Step1： 找出自己適合冬季的芳香氣味，（配方盡量不要超過 3 種），
　　　　並取適量棉花球，將精油滴點 5~10 滴在棉花球上備用，

Step2： 將紅豆、辛香料及滴點精油的棉花球，裝入棉布袋中，並用
　　　　棉線作纏繞封口的動作。

Step3： 使用前可以放入微波爐中加熱 30 秒。

＊建議香氛暖暖包擺放部位：手部的勞宮穴及腹腔的關元穴。

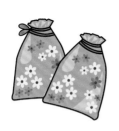
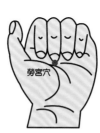
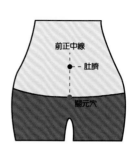

勞宮穴　前正中線　肚臍　關元穴

5-4-4 金行體質冬季養生重點——「防寒防燥，調養精神」

冬季寒冷的氣溫，會讓人體內的氣血運行和輸送的速度減緩，導致五臟六腑的功能及新陳代謝變慢。因此，為了避免寒冷輻射對身體的傷害，具體的措施是遠離過冷的牆壁和物體。另外，由於五行規律中「金生水」的關係，所以金行體質的人，在冬季要特別留意腎的養護，並多注意補水。所以金行體質的人，在冬季的養生重點，要多留意「防寒防燥」的觀念。

然而中醫養生講求的是天人相應的觀念，而冬季在多霧陰晦的氣候影響下容易誘發負面情緒的產生。這些不良情緒如果鬱積在心中，當下若不能獲得適當的疏泄就會危害身體健康。因此，冬天時節裡，金行體質的人在養生觀念上，也要加強「調養精神」。

除此之外，冬天的氣候偏乾燥，再加上寒冷的天氣，因此容易造成流行性感冒的盛行，所以，若能保持樂觀、正面的心情，並藉由簡易的「上呼吸道按摩法」來強化免疫系統功能，就能避免冬日氣血，因寒邪而影響到身體的循環代謝。

【樂活舒壓對策 --- 上呼吸道按摩法】

Step1： 找出適合自己的芳香氣味，調合成 3% 的按摩油，將精油滴點於手腕內側做肌膚測試，若無過敏反應，則沾取適量精油在手心搓熱後，再嗅吸精油 3 次，並將其塗抹於印堂、鼻翼兩側。

Step2： 盤腿而坐，閉上眼睛，以中指指腹順時針，揉按兩眉中心（印堂穴）36 次

Step3： 沿鼻翼兩側上下搓 36 次，搓至有熱度即可。

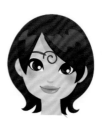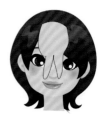

5-4-5 水行體質冬季養生重點──「歛陰護陽，益腎養精」

　　由於冬季是萬物生機潛伏閉藏的季節，人體的陽氣也隨著自然界的轉化而潛藏與體內。而五行中的「水」主「腎」，對應於人體的下焦之處，具有向下流動、潤澤生命的能量。因此，水行體質的人，冬季養生的重點應以「歛陰護陽，益腎養精」為本。

　　另外，從養生觀點來看，由於脊柱正中間是督脈。而督脈為「陽經之海」，也是全身氣血運行的大樞紐，能夠總督、統攝一身之陽。人體全身陽氣的運行、分佈無不與督脈有關。且脊柱本是支撐人體的骨性主幹，也是腦、脊髓向全身各器官、組織發出神經根的地方和通道。因此，每當腎氣低落時，若能藉由「捏脊法」去疏通這些脊柱兩側的神經節，必能提高身體的免疫力，從而達到增強體質、防治疾病的目標。

【樂活舒壓對策 --- 捏脊法】

Step1：　保持空腹狀態（事前可飲用一杯 250cc 的溫開水），選擇一個溫暖舒適的環境，做捏脊法前的準備。

Step2：　被操作者俯臥在床上或者沙發上，掀起衣服，坦露整個腰背部。操作者站在被操作者旁側，兩手沿著被捏者脊柱的兩側，捏起脊背上的皮肉，一邊捏撚，一邊向前推進，由尾骶部的長強穴捏到頸項部的大椎穴。

　　*（以此動作重複 3-9 遍，操作完成後操作完成後，再補充一杯 250cc 的溫開水即可）。

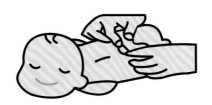

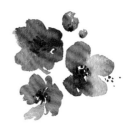

Part6　經絡概述

　　經絡是人體氣血運行、聯絡的通路。經絡是「經」和「絡」的統稱，是氣血運行的通道，起著聯繫臟腑、溝通內外、調節各部分功能的作用。

　　然而經絡系統在人體上分經和絡兩個部分，而「經」即徑，屬「縱線」，乃路徑主幹之意，指的是經絡系統的主要路徑，且分布於人體內部，可貫穿上下溝通內外；另其「絡」則是橫向的「分支」，縱橫交錯、貫通上下，遍佈全身。因而由經脈和絡脈構成聯繫全身的網絡和稱為「經絡」。

　　另外由於經絡學是研究人體經絡系統的生理功能、病理變化以及臟腑相互關係的學說。但其實更多方面則是源自於古人長期醫療實踐經驗積累總結，所以最初人們只是在勞動或生活中因偶然機會，身體某一部位受到碰撞、損傷或揉壓的刺激後，發現到可有助於緩解不適症狀，因而逐漸認識到刺激點的治療作用。爾後經過長期驗證追蹤也才發現人體的刺激點越來越多，因而透過古代觀察歸納後意識到這些刺激點之間並不是孤立存在著的，而是有一特定內的聯繫。因此，每當刺激某一點時，便會產生酸、麻、脹、痛等特殊的感覺，有時還會出現沿一定線路傳導的現象。而且某些特定點還能夠治療某些體表的病，甚至還能治療相關的內臟疾病。有鑑於此，每當人體生病時，便會藉由針刺、按摩、指壓體表的輸穴，以達成疏通經絡治療有關臟腑和各部病症的目的。

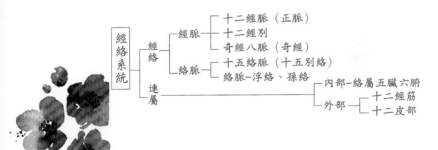

6-1 十二經脈循功能介紹

　　中醫經絡學是中國醫學基礎理論的重要組成部分，它主要是在闡述人體內部存在著一種運行氣血經絡系統。

　　由於十二經脈各有循行路徑，而經絡是運行氣血與五臟六腑的溝通管道，而一般所謂「五臟」，就是指心臟、肺臟、脾臟、肝臟、腎臟等五個臟器。但中醫除了五臟之外，還加上心包，而形成「六臟」。而且還有所謂的「六腑」，與六臟配合。彼此相輔相成地維持人們的生命。例如：與心臟相配的腑就是小腸；肝臟的腑，就是所謂「肝膽相照」的膽囊；肺臟的腑，就是大腸；輔助腎臟的腑，就是膀胱；而輔助脾臟的腑就是胃；至於心包的腑，就是三焦。可見經絡的聯絡溝通作用，反應出經絡具有傳導功能。因其歸納經絡的主要功能如下：

（一）　聯繫臟腑，溝通內外：

　　整個經絡系統是人體各部之間聯繫溝通的管道，亦即人體體表之間、內臟之間、內臟與體表之間，由於經絡系統的聯繫，才能將人體構成一個有機的整體。因此，每當體表感受病邪和各種刺激時，可傳導於臟腑；臟腑的生理功能失常，亦可傳導於體表。

（二）　運行氣血，營養全身：

　　氣血是人體生命活動物質基礎，全身各組織器官只有得到氣血的營養才能完成正常的生理功能。而經絡是人體氣血運行的通道，能將營養物質輸佈道全身各組織臟器，協調臟腑的生理功能。

（三）　抗禦病邪，保衛人體：

　　一般外邪侵犯人體皆由表入裡，而且大都由皮毛開始。然而經絡能「行氣血」而使營衛之氣密佈全身，在內能調和五臟六腑；在外能抗禦病邪，防止內侵。所以每當外邪侵犯人體時，衛氣首當其衝，立即可發揮抗禦外邪的功效。

6-1-1 足少陽膽經

以眼尾瞳子髎為起點，從耳朵後面繞行頭部，經由肩膀肩胛骨往下延伸至胸部、腹部、臀部，最後抵達腳的無名指前端的足竅陰穴。

功用：
主膽，透過肝的疏泄作用，膽汁便能注入小腸，以助食物的消化與吸收。因此，強化膽經，能幫助管理人體水分及養分吸收方面的問題。

對應症狀：
膽經失常會有消化系統方面的問題。因此，膽經一旦失衡，容易導致經絡上的筋與關節痛、坐骨神經痛、頭痛、食慾減低、腹脹、口苦等症狀。

養生建議：
(1) 可藉由按摩法來疏通膽經
(2) 要保持優質睡眠品質，切忌晚睡
(3) 限制脂肪攝取量，避免食用膽固醇過高的食物，以預防結石的產生

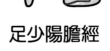

足少陽膽經

四季五行與芳香療法實務應用

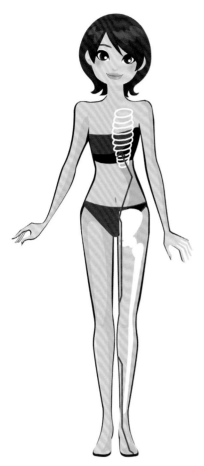

足厥陰肝經

6-1-2 足厥陰肝經

　　肝經的循行路線起於腳上的大敦穴，沿著足背內側向上，經過內踝前的中封穴，上行小腿內側至膝蓋內側的曲泉穴後，沿大腿內側中線，至小腹，夾胃兩旁，到達肝臟，向上注入肺，沿喉嚨後，進入鼻咽部，連接目系。

功用：
主肝，管理神經系統、貯藏血液及血液新陳代謝方面的相關問題。另外，女性婦科相關的經期問題也與肝經有很大的關聯。因此，肝還能幫助消化與吸收，具有分泌膽汁、支撐筋骨與關節的功能。

對應症狀：
肝經失常，全身的疏泄都會出現問題。因此，肝經一旦失衡，容易導致經絡上的筋與關節痛、腰痛、眼睛充血、月經不順、陽痿、排尿障礙等問題。

養生建議：
（1）要戒酒，並可多補充維生素 A。
（2）可調製合宜的精油處方，點壓穴位疏裡肝經。
（3）早睡可以有助於肝臟造血，因此，切記不要熬夜。

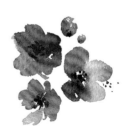

6-1-3 手太陰肺經

手太陰肺經和大腸經互為表裡，同屬金。該經大部分位於手臂之上，起於（中焦）也就是胃部，下行至臍聯絡大腸，再上行沿著胃上，直達肺臟，再上至人的氣管、喉嚨，沿著鎖骨橫行至腋下至上肢至大拇指橈側尖端。

功用：

肺主呼吸與皮毛，並主通調水道。因此強化肺經，可以改善呼吸道及皮膚相關上的問題。

對應症狀：

肺經病變會導致與肺有關的水液失調及呼吸系統問題。因此，肺經一旦失衡，容易導致胸悶脹滿、鼻塞、流鼻涕、毛髮枯槁、肌膚過油或過乾以及肺經循行部位的疼痛等症狀。

養生建議：

(1) 做好防寒工作，避免肺部受寒。

(2) 肺氣通，呼吸才能順暢，因此鼻腔保健是第一要務。

(3) 可適時對手太陰肺經的循行經絡進行良性的刺激，以保持肺經的通暢。

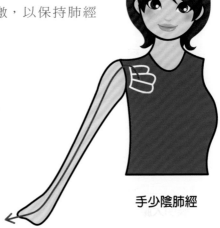

手少陰肺經

四季五行與芳香療法實務應用

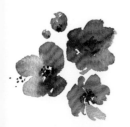

6-1-4 手陽明大腸經

　　手陽明大腸經大部分位於手臂外側，具體起始於手指食指的商陽穴，沿食指橈側上行至前臂橈側進入肘外側曲池穴，再沿上臂上行至肩部後與督脈在大椎穴相交，然後向下進入鎖骨上窩，聯絡肺臟，通過膈肌，入屬大腸。

功用：

大腸負責將食物殘渣化為糞便，然後排出體外。因此，強化大腸經，可以驅除身體裡的污邪，並幫助改善消化排洩方面的問題。

對應症狀：

大腸經的失調會引發免疫功能相關的病症。因此，大腸經一旦失衡，容易導致經絡上的筋與關節痛，或是輕微便祕、腹脹、牙齒痛、頸部與肩膀僵硬等症狀。

養生建議：

（1）多食用高纖蔬果，以預防便祕。

（2）適量運動並養成定時排便的習慣。

（3）晨起空腹飲水後推腹，可以幫助排泄。

手陽明大腸經

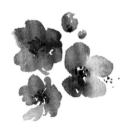

6-1-5 足陽明胃經

足陽明胃經起於鼻子兩側的迎香穴，再向下沿鼻子的外側至前髮際到達前額，再下行經乳頭至夾臍兩側旁，入小腹兩側，從胃下口幽門處附近分出，下行至大腿前髀關穴，沿下肢外側前緣，經過膝蓋，下行至足背，進入第二足趾外側到達厲兌穴。

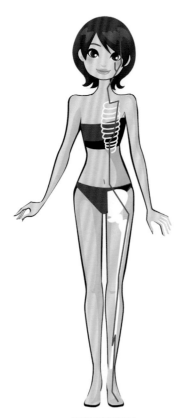

足陽明胃經

功用：

胃扮演著先將食物消化，再將食物運送至小腸的功效，並且輔助與其相對應的脾，進行氣、血及水的生成。而胃經，又是多氣多血之經，因此，強化胃經可以改善消化系統方面的問題。

對應症狀：

胃經的失調會引發胃部功能相關的病症。因此，胃經一旦失衡，容易導致胃痛、腹脹、口腔炎、咽喉疼痛、肩膀僵硬、膝部疼痛等症狀。

養生建議：

(1) 早餐營養要均衡。

(2) 餐後半小時可以進行慢步行走，對消化有幫助。

(3) 適時對胃經上的穴位進行疏裡按摩，可有助於提高腸胃功能的作用。

四季五行與芳香療法實務應用

6-1-6 足太陰脾經

　　足太陰脾經起於大腳趾內側端的隱白穴，然後沿著腳趾內側向上至小腿內側，再沿脛骨後緣上行，至膝股內側前緣進入腹部，屬脾絡胃，連繫舌根，散於舌下。

功用：
脾具有管理的食物的消化與吸收的功能，並且能將其所吸收的物質用來生成氣、血、水，並提供給全身，因此，脾是為人體後天能量之本，所以，強化脾經可以改善消化及泌尿生殖系統方面的問題。

對應症狀：
脾經失調主要與運化功能失調有關。因此脾經一旦失衡，容易導致消化不良、腹瀉、嘔吐、生理痛、下半身虛冷等症狀。

養生建議：
(1) 避免久坐，要養成良好的運動習慣。
(2) 可調製合宜的精油處方，點壓穴位疏裡脾經。
(3) 養成良好的飲食習慣，盡量避免暴飲暴食而損傷脾胃運作的功能。

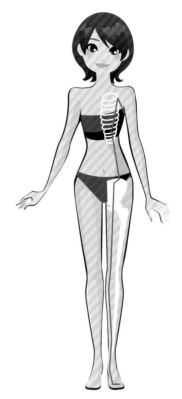

足太陰脾經

6-1-7 手少陰心經

　　手少陰心經起於掌心中，然後通過手臂直達心脈。

功用：

心經主心臟，是推動人體血脈運行的動力來源，並具有調節精神及意識的作用。因此，強化心經可以改善心血管及情緒方面的問題。

對應症狀：

「心」具有向大腦及各個器官輸送血液，維持全身循環的作用。因此，心經一但出現異常，便容易造成「氣」與「血」的循環狀況惡化，進而產生胸悶、心悸、肋間痛、失眠、心神不寧等不適症狀。

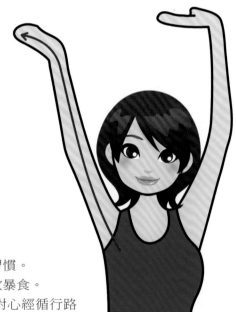

手少陰心經

養生建議：

（1）養成午睡休息片刻的習慣。

（2）飲食宜清淡，避免暴飲暴食。

（3）調製合宜的精油，並對心經循行路徑進行揉按，可疏通心經的不適。

四季五行與芳香療法實務應用

6-1-8 手太陽小腸經

　　手太陽小腸經起於手的小指尺側端的少澤穴，沿手背向上至前臂外側，上行至肩關節後面的肩貞穴，再繞行於肩胛上窩的肩中俞，交會於督脈的大椎穴，從大椎進入胸部深層，聯絡於心，再沿食道過橫膈，到達胃部屬小腸。

功用：
小腸經，具有掌管人體水分及養分的吸收，並供應全身作用。因此，強化小腸經，可有助於疏通氣血阻滯，復甦身心活力的功效。

對應症狀：
小腸經的失調會引發氣血失衡。因此，小腸經一旦失衡，容易導致循行部位失調的症狀。例如：經絡上的筋與關節痛、網球肘、五十肩、喉嚨疼痛等。

養生建議：
（1）營養要均衡，三餐要定時定量。
（2）按摩小腸經上的穴位可以疏通經
　　氣、緩解疲勞。
（3）適量補充水分，可以淨化血液，活
　　化小腸經的功能。

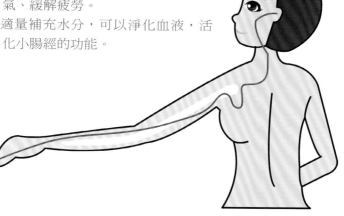

手太陽小腸經

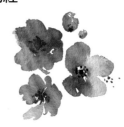

6-1-9 足太陽膀胱經

　　足太陽膀胱經起於眼睛內側的精明穴，從頭頂沿著頸背，分成兩條經脈沿著脊骨的經脈，平行向下延伸，走到腳小趾外側的至陰穴結束。

功用：
膀胱經，具有排除體內廢物，以促進泌尿系統代謝的功效。因此，強化膀胱經具有幫助人體疏泄排毒的功效。

對應症狀：
膀胱經的失調會造成人體代謝循環失衡。因此，膀胱經一旦失衡，容易導致頭痛、四肢倦怠無力、腰背痠痛、排尿異常等症狀。

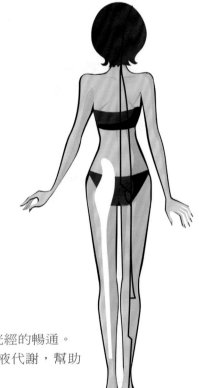

養生建議：
（1）要忌食酸辣刺激性的食物。
（2）可多利用捏脊法，促進背部膀胱經的暢通。
（3）補充適量水分，可促進體內津液代謝，幫助
　　　改善膀胱經病症。

足太陽膀胱經

四季五行與芳香療法實務應用

6-1-10 足少陰腎經

　　足少陰腎經，從腳掌心的湧泉穴淺出體表，經內腳踝後方，沿著腳內側往上。在會陰分二路，體表經脈沿著腹、胸往上，一直到鎖骨下方的俞府穴結束。

功用：

腎經是人體協調陰陽能量的經脈，也是維持體內水液平衡的主要經絡。因此，強化腎經具有幫助人體生長、生殖、泌尿系統方面的功效。

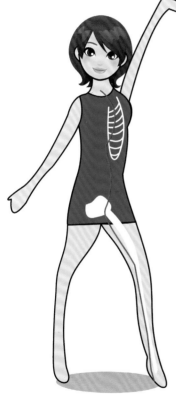

足少陰腎經

對應症狀：

腎經主腎，因此，腎經的失調大多與體液循環、精氣低落或過盛相關。所以常見的失衡狀況多與液體的儲存與排泄相關。例如：因水分循環停滯而引發的水腫現象、腰膝痠軟、精力減退、做任何事都提不起勁等症狀。

養生建議：

（1）可多按摩刺激足底的湧泉穴。

（2）不宜久站或久坐，可以搭配適量運動。

（3）可多食用黑色的食材物品，對腎臟養護非常有益處。

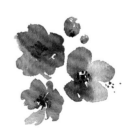

6-1-11 手厥陰心包經

　　以心臟為起點，經由腹部，從三焦的上焦直達下焦，然後橫跨胸前，從腋下的天池往上，在經由手心中央，最後抵達手指終止前端的中衝穴。

功用：

主心包膜，保護心臟，不受外邪侵入。因此，強化心包經可以改善胸部及手臂方面的相關問題。

對應症狀：

心包為火經，主心包膜，具有保護心臟，不受外邪侵入的功效。因此一旦失衡，就容易誘發熱性疾病的產生。例如：高燒、上臂肘關節痙攣、心神不寧、頭暈、腋下腫大等症狀。

養生建議：

(1) 可調製精油揉按心包經。

(2) 晚餐營養要均衡，忌食油膩與甜食。

(3) 可多做香氛冥想舒壓法，來達成靜心的功效。

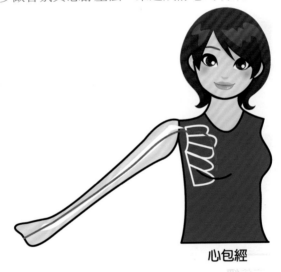

心包經

6-1-12 手少陽三焦經

手少陽三焦經位於手的無名指前端的關衝穴為起點,沿手臂外側,經過肩、頸、耳後一直到眉梢的絲竹空穴。

功用:

三焦經是人體臟腑的外膜,具有保護臟腑的功效。因此,強化三焦經,具有可以改善循環及免疫系統方面的作用。

對應症狀:

三焦經是掌管人體氣血運行的通道,亦與水液運行有關。因此,三焦經一旦失衡,容易導致消化不良、口臭、水腫、腱鞘炎、肩臂肘部外側疼痛等症狀。

養生建議:

(1) 可多做經絡拍打操紓壓。

(2) 要保持心平氣和,經絡才會通暢。

(3) 保持良好的飲食習慣,才能有良好的睡眠品質。

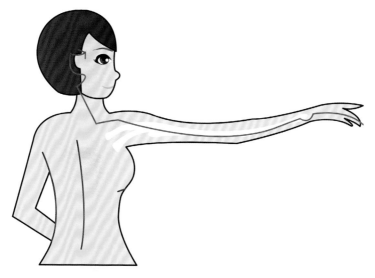

三焦經

6-2 人體十二經脈體表分布概況

　　十二正經對稱地分布於人體的兩側，其中手三陰經從胸走向手；手三陽經從手走向頭；足三陽經從頭走向足；足三陰經從足走向腹、胸。

十二經脈體表分布概況表

	經名	所屬臟腑	循行走向	主要行徑路線	
手三陰	手太陰肺經	肺	從胸走向手	上肢內側	前緣
	手厥陰心包經	心包			中間
	手少陰心經	心			後緣
手三陽	手陽明大腸經	大腸	從手走向頭	上肢外側	前緣
	手少陽三焦經	三焦			中間
	手太陽小腸經	小腸			後緣
足三陽	足陽明胃經	胃	從頭走向足	下肢外側	前緣
	足少陽膽經	膽			中間
	足太陽膀胱經	膀胱			後緣
足三陰	足太陰脾經	脾	從足走向腹胸	下肢內側	前緣
	足厥陰肝經	肝			中間
	足少陰腎經	腎			後緣

十二經脈是十二臟腑分出來的十二條經脈，它是經絡的主體，是運行氣血，聯繫臟腑、體表，溝通人體內外的主要通道。分左右對稱循行於頭面、軀幹、四肢，縱貫全身上下，為經絡系統中的主體，所以，又稱為十二正經。

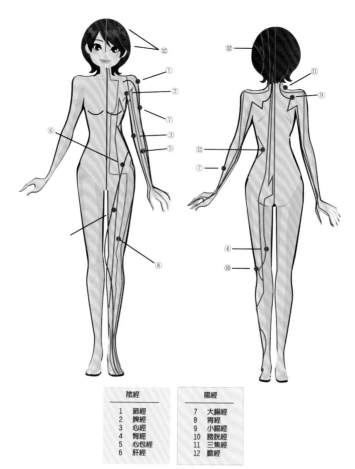

陰經		陽經	
1	肺經	7	大腸經
2	脾經	8	胃經
3	心經	9	小腸經
4	腎經	10	膀胱經
5	心包經	11	三焦經
6	肝經	12	膽經

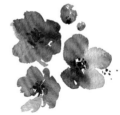

6-3 十二時辰養生法

　　綜觀古人將一天分為子、丑、寅、卯、辰、巳、午、未、申、酉、戌、亥十二個時辰，而其中每一個時辰分配一經，在十二時辰中，流注於經脈的氣血有一定的盛衰規律，因此，人的生命不能違背大自然的規律，所以若想常保健康長壽，就要順時而變、順天而行。

　　而我們身體內大部分運動過程都服從於一種時間的節奏，所以我們的五臟六腑和激素分泌，在一天內的不同的時間裡，它們發揮的功能也不一樣。而人體各部位能量間的消長關係，也會隨著日常生活作息、飲食均衡與否及精神情緒的種種刺激，而產生變化。

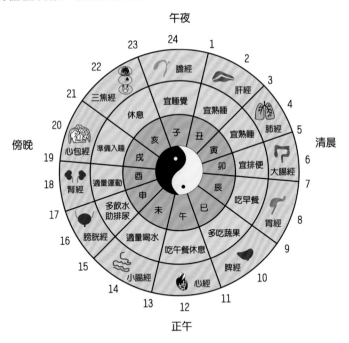

十二時辰養生法圖

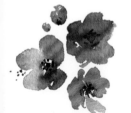

經脈運作時間對照表

時間	經脈	作用	
23-1	膽經	消化、輔助調節內臟機能	膽的排毒時間,要進入熟睡才能進行,不能只是入睡。
1-3	肝經	造血、解毒、血液淨化、消化作用	肝的排毒時間,也是要熟睡才能進行。夜間工作者每週至少要有一天、每月最好有一周、每年至少要有四個月能早睡。
3-5	肺經	呼吸及氣體交換作用	肺的排毒時間,肺有問題的人在這個時後咳嗽會較厲害,肺的排毒要做心肺運動才能排出,起床時間參考當地當季太陽出來的時間,太陽出來後比較有氧氣,適合做運動,因此,正常人約五點就要起床。
5-7	大腸經	排泄作用	大腸的排毒時間,要排便、排廢棄物,因此,最慢早上七點之前要排便。
7-9	胃經	消化作用	胃臟負責熱量消化,提供一天體力能量,早餐要在七點半以前吃完,若未吃早餐又未排便,此時小腸就會吸收大腸內的東西(糞便)對身體不利。
9-11	脾經	造血、消化、吸收及調節血糖作用	脾臟的排毒時間,這段時間不宜吃冰,最傷脾臟,影響發育及生育。

四季五行與芳香療法實務應用

時間	經絡	功能	說明
11-13	心經	調節血液循環及大腦皮層作用	心臟工作顛峰時刻，也是人體能量最強的時刻，此時心跳次數最快。手少陰心經午時（11-13點）心經旺。午時小憩，安神養精氣；心氣推動血液運行，對於養心大有好處，可使下午至晚上精力充沛。
13-15	小腸經	消化、吸收作用	小腸吸收養分的時間，過了這個時刻，腸胃功能減弱，故有過午不食的養生之道。
15-17	膀胱經	泌尿系統及調節內臟機能	膀胱的排毒時間，此段時間是下午到健身房運動的最好時段，有助於排尿。
17-19	腎經	生殖、過濾、代謝功能	腎臟的排毒時間，此段時間也是到健身房運動的好時段，有助於腎臟排泄毒素的功效。
19-21	心包經	調節血液循環及大腦皮層作用	血液循環旺盛的時間，此時血壓升高，應該要在家休息。
21-23	三焦經	消炎、調節臟腑機能、大腦皮層神經	是人體免疫系統休息與排毒的時間，也是女性內分泌系統最重要的時刻，這時一定要休息，不要再為家人操心，此時適合聽音樂、洗澡，為明天做計畫，或回想今天做了那些美好的事情，將錯誤原諒與放下。

6-4 輸穴的分類

輸穴一般分為十四經輸穴、經外奇穴和阿是穴三類。

（一） 十四經輸穴

簡稱經穴。這是指屬於十四經系統的輸穴，是全身輸穴的主要部分，共計 361 穴。其中十二經脈的輸穴均為左右對稱的雙穴，督脈和任脈的輸穴則為分別分布於前後正中線的單穴。

（二） 經外奇穴

這是指有固定位置而尚未歸入十四經系統的經驗穴。

（三） 阿是穴

這是指根據病症的壓痛點或其他病理反應點來定位的一些輸穴，它沒有固定的位置和穴名，即《內經》所說的 "以痛為輸"。

分經 主治		本經主治	三經相同
手三陰	手太陰	肺、喉	胸、神志病
	手厥陰	心、胃	
	手少陰	心	
手三陽	手陽明	面、鼻、口、齒	頭、眼、喉、熱病、神志病
	手少陽	顳、耳、脅	
	手太陽	項、耳、肩胛	
足三陽	足陽明	面、口、齒、喉、胃腸	頭、熱病、神志病
	足少陽	顳、眼、耳、脅	
	足太陽	項、眼、腰背	
足三陰	足太陰	脾、胃腸	腹、生殖
	足厥陰	肝、前陰	
	足少陰	腎、腸、肺、喉	

6-5 尋找穴道的三個要領

　　正確的穴道尋找方式，必須先藉著人體圖來認識穴道的大概位置。然後用手輕輕地在該位置附近的皮膚上做觸摸，接著輕輕地捏起皮膚，最後在做下壓肌肉的動作。按照此種順序來尋找穴道的目的，是要由觀察皮膚的感覺來確認尋找穴道位置是否正確。因此，當你在尋找穴道的時候，請確認一下皮膚按壓時是否有痛感、硬結、凹陷及緊繃等四種異常現象。所以，請確認以下的三種認穴方式。

　　（一）在你實際去摸皮膚之前，首先要知道大部分的穴道都分佈在肌肉與肌肉之間、骨骼與骨骼、骨骼與肌肉，或是肌肉與肌腱之間。

　　（二）大多數的穴道都分佈在身體的正中線的左右對稱位置上。因此當你在尋找穴位時可觀察中線兩側的皮膚有無差異性。通常當身體狀況良好時，左右的感覺應該一樣。若臟腑的機能發生異常時，皮膚的反應就會有所差異。

　　（三）取穴時皮膚的感應可分為四種型態：

　　（1）揉壓皮膚時，是否會感覺到刺痛。

　　（2）按壓皮膚時是否會感應到有硬塊的存在。

　　（3）施力時，並不會感到疼痛，但皮膚表面卻緊繃。

　　（4）按壓皮膚後，缺乏彈性，凹陷無法立即恢復原狀。

6-6 人體取穴定位法

　　所謂取穴法，即是取穴按摩時尋找穴位的方法。取穴定位是否準確，會直接影響到改善效果。要做到定位準確，就必須掌握一定的定位方法。常用的定位方法有三種：

　　（一）解剖標誌法：

　　人體體表有各種解剖標誌，可做為定位的主要依據。如骨節和筋肉的突起或凹陷，皮膚的皺紋、髮際、爪甲、乳頭、臍窩、眼、唇等，在這些標誌附近的輸穴，就可以直接根據標誌來定位。

　　（二）骨度分寸法：

　　這種方法是將人體不同部位的長度或寬度，分別規定為一定等分，作為取穴的標準。因為此法是以患者的一定部位為取穴的依據，所以不論人的高矮、肥瘦均可適用。

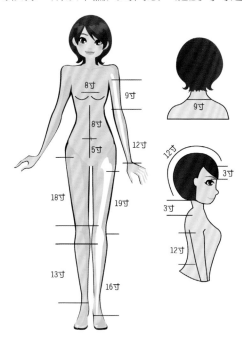

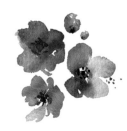

（三）手指比量法：

　　是以患者手指的長度與寬度為標準來量取穴道的一種方式。較常用的一種是以中指屈曲時，當第二指節兩端橫紋頭之間的距離為一寸（稱為同身寸）。另一種是以食、中、無名、小指併攏，於中指一、二指關節背皺紋處相平，三個手指的橫寬度做為二寸；四個手指的橫寬度做為三寸，以此類推。

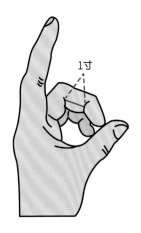

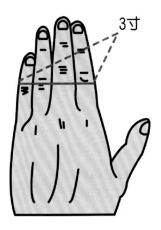

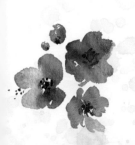

由於按摩大部分都是利用手指或手掌來進行操作。而人體的構造是由表皮（皮膚）→真皮→皮下組織→肌肉→骨頭所構成。因此，在操作按摩時，最好輕而緩慢地加深強度，最後再利用舒緩安撫的方式來做結束。所以，本書將介紹四個簡單按摩技巧與步驟，來促進身體經絡的暢通。

（一）摩擦法 ---

按摩時依其部位需求給予輕微撫摩刺激的一種按摩方式。如欲在背部、腹部或四肢等，面積較為寬廣的部位按摩時，就要用手掌輕輕地摩擦（手掌摩擦法）；而若是在比較狹窄的部位，則適用手指的指腹進行摩擦（手指輕擦法）。此按摩法的要領是，要使手掌或手指與皮膚密合，並且以柔和均勻的力量來摩擦患部。

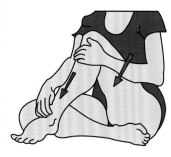

（二）揉捏法 ---

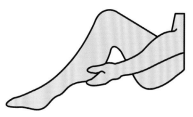

揉捏法又稱為「揉捻法」。通常是將整個手掌或手指，放在要按摩的部位，在將該部位的肌肉捏起來，就像擰毛巾一樣地揉捏，以促進肌肉周邊血液的流通。

（三）按壓法 ---

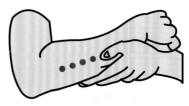

此法的要領並非用一定的力量來加壓，而是用漸進式的方式慢慢地加強力道，再慢慢地緩和力量來做。

（四）扣打法 ---

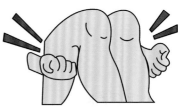

所謂「扣打法」是沿著肌肉，用單手或交互使用雙手，富於韻律地輕輕扣打需要的部位。扣打時，可用手掌或指尖、指背來操作。

按摩時應注意事項

1. 皮膚敏感、極度疲憊及酒醉都不適合按摩。

2. 懷孕婦女及女性生理期間也不適宜按摩。

3. 用餐前、後半小時也不適合按摩。

4. 患有重大傷病、血壓不穩定之病患，不適宜按摩。

5. 骨傷、骨折或急性拉傷、扭傷或靜脈曲張所在之處。

6. 上列情形若有任何一項不確定者。

四季五行與芳香療法實務應用

7-1 賦活肩頸紓壓養生按摩法

長期久坐辦公室盯電腦或長時間低頭滑手機的 3C 植物人，時常容易出現肩頸痠痛的不適現象。如果長時間不予以改善，就很容易導致健康拉「頸」報。

然而肩頸部是連接頭部與身體軀幹之間的橋樑，因此，如果姿勢不良或生活作息不正常，就很容易引起肩頸部的肌肉緊繃現象。所以為了緩解疲勞不適症狀，可藉由簡易的鬆筋開穴手法，去排除肩頸部多餘的毒素與廢棄物質，好讓身體可以回復健康的本質。以下即為大家規劃簡單有效的頸部保健方式，期待能幫讀者啟動自然療癒的能力。

肩頸保養關鍵：

1. 日常活動時保持正確的姿勢。

2. 工作時最好每隔一小時休息幾分鐘。

3. 痠痛的部位要多休息，避免過度使用。

賦活肩頸養生保健穴位

穴位名稱	經絡	緩解事項	位置
風府穴	督脈	頭痛、暈眩、感冒、聲帶麻痺	枕外粗隆正下方，左右斜方肌間凹陷處。
大椎穴	督脈	發燒、頭痛、感冒、背肌痛、憂鬱	正中第 7 頸椎棘突下凹陷處。
天柱穴	膀胱經	頭痛、脖子僵硬、肩膀痠痛、落枕	與第 2 頸椎棘突上緣同高斜方肌外緣凹陷處
風池穴	膽經	頭痛、感冒、發燒、暈眩、耳鳴、頸部肌肉痛與背部痠痛	胸鎖乳突肌與斜方肌起點之凹陷處。
肩井穴	膽經	頭痛、肩膀痠痛、背部痛、肩頸障礙	第 7 頸椎棘突與肩峰外緣連線 1/2 處。

四季五行與芳香療法實務應用

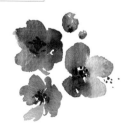

（一）賦活肩頸勻油方式 (1) 調配適用精油後做肌膚測試 (2) 精油嗅吸 (3) 勻油方向：由上往下；由內往外 ＊按摩前可先熱敷肩頸，舒緩疲憊肌肉	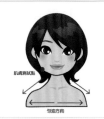
（二）仰頭點揉天柱穴 (1) 雙眼微閉，將雙手交叉扣緊放在頸後。 (2) 用拇指指腹按壓天柱穴，反覆操作 3~6 次	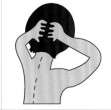
（三）肩頸舒緩 雙手十指交抱後頸部 用拇指腹下端隆起的肌肉，由頭部往頸部揉按 3~6 次	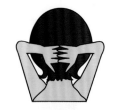
（三）揉按頸部五大穴點 (1) 人體中線→風府穴、大椎穴 (2) 髮際邊緣→天柱穴、風池穴 (3) 肩膀中線→肩井穴	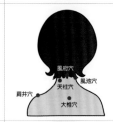
（四）順氣 先將手指併攏放在肩上 利用手肘力量，順著肩膀由內往外，將氣排出	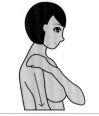

四季五行與芳香療法實務應用

7-2 順心護肺紓壓養生按摩法

　　心與肺的關係，主要是心主血與肺主氣之間相互依存、相互為用的關係。由於心主血，所以能推動血液的運行，以維持肺的呼吸功能；而肺主氣，主掌呼吸，也能輔助促進心血的運行。因此，每天的生活若是充滿了壓力，心情就會一天一天低沉，做什麼事都覺得意興闌珊、提不起勁。如此身心就很容易失衡，導致心肺功能失調，而誘發疾病的產生。例如：胸悶、心悸、久咳不癒等現象。有鑑於此，為了能提振自身的自癒力，每當身心累積太多的疲勞，或精神承受太大壓力的時候，若是能搭配和合宜的精油與簡易的按摩方式，必能有效幫助自身剷除隱藏在內心深處的負面情緒，讓身心回復平衡和諧狀態。

心、肺保養關鍵：

1. 丟掉執著。

2. 適度的運動。

3. 躲避二手菸害。

順心護肺養生保健穴位

穴位名稱	經絡	緩解事項	位置
膻中穴	任脈	胸悶、胸痛、咳嗽	前正中線，兩乳頭之間
鳩尾穴	任脈	心慌、心痛、胃痛	劍突下，肚臍上七寸
雲門穴	肺脈	發燒、頭痛、感冒、背肌痛、憂鬱	正中第 7 頸椎棘突下凹陷處。
中府穴	肺經	頭痛、脖子僵硬、肩膀痠痛、落枕	與第 2 頸椎棘突上緣同高斜方肌外緣凹陷處
極泉穴	心經	脅肋疼痛、心痛、肘臂痛	腋窩正中，腋動脈內側

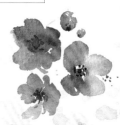

順心護肺自我紓壓按摩 DIY

（一）順心護肺勻油方式

(1) 調配適用精油後做肌膚測試

(2) 精油嗅吸

(3) 胸部勻油方向：雙手從前胸，順胸型往外，上提胸部塗抹精油

(4) 手部勻油方向：以雙手掌服貼勻油手臂內、外側

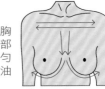

胸部勻油

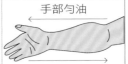

手部勻油

（二）順心護肺開穴法

(1) 雙手中指交疊

(2) 順時針，螺旋揉按膻中穴和鳩尾穴各 36 下

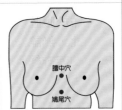

膻中穴
鳩尾穴

（三）暢快深呼吸

(1) 用雙手四指腹，滑推胸肋骨，至胸下圍，雙手同時包覆引導到腋下 3 次。

(2) 雙手拇指點按雲門穴、中府穴 3~6 次

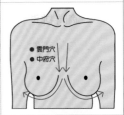

雲門穴
中府穴

（四）活絡手三陰經，手三陽經

(1) 空掌拍打極泉穴 36 次

(2) 順經絡方向（腋窩→手指），空掌拍打手三陰經 3 次

(3) 順經絡方向（手→肩膀），空掌拍打手三陽經 3 次

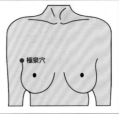

極泉穴

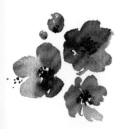

四季五行與芳香療法實務應用

7-3 保腸健胃紓壓養生按摩法

五行臟腑中脾與胃成對，因此在中醫的論述中，脾胃屬於消化系統的範疇。而其脾胃的在人體的效能中，又可將所攝取的食物加以消化吸收，轉化成營養物質去滋養全身各部。所以人的脾胃如果運化失調，消化系統就會變弱，如此就容易導致水穀運化失常，進而產生四肢倦怠或浮腫現象的產生。

除此之外，因為脾胃是統攝人體運化與吸收的臟腑，主掌著身體的動能開關。有鑑於此，若是對應於人體七脈輪能量學的論述，人體的消化輪（太陽神經叢輪）、生殖輪（臍輪）正是分布於腹腔的上與下，主掌著人體的消化與生殖泌尿功能。因此，無論是腸胃不適或是男女泌尿系統異常，皆可藉由適切的芳香紓壓按摩法，來舒緩腹部周圍肌肉，以此達到養生排毒的功效。

腸胃保養關鍵：

1. 適時排遣壓力。

2. 三餐正常，飲食有度。

3. 細嚼慢嚥是腸胃最佳的良藥。

補腸保胃養生保健穴位

穴位名稱	經絡	緩解事項	位置
中脘穴	任脈	胃脹、消化性潰瘍、消化不良	肚臍上 4 寸
天樞穴	胃經	嘔吐、急慢性胃炎、月經不調	肚臍旁開 2 寸
水分穴	任脈	腸胃炎、水腫	肚臍直上 2 公分處
大橫穴	脾經	主治大腸疾病、肚腹肥胖、習慣性便秘	與臍平，在臍旁開 4 寸
關元穴	任脈	治痛經、補腎虛、促進血液循環	肚臍直下 3 寸

（一）補腸保胃勻油方式 (1) 調配適用精油後做肌膚測試 (2) 精油嗅吸 (3) 腹部勻油方向：雙手順時針，交替滑推塗抹精油	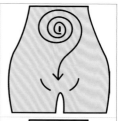
（二）補腸保胃開穴法 雙手掌，以服貼方式推滑腹腔（上→下)3~6次 ＊也可以用握拳方式，做加強性的推滑動作	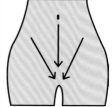
（三）拇指點按補腸保胃養生保健穴位 雙手拇指交疊，順時針方向，揉按以下穴點： （中脘穴→水分穴→天樞穴→大橫穴→關元穴） ＊揉按穴點時，可以搭配腹式呼吸 ＊每個穴點在揉按時，可以停頓 3~5 秒鐘	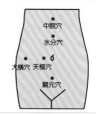
（四）推腸揉腹 雙手重疊垂直四指腹，以順時鐘方向，腹揉推腹腔 3 次	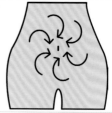
（五）補腸保胃順氣法 雙手分置於腰肋兩側，以拇指丘畫菱形 3~6次	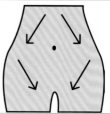

四季五行與芳香療法實務應用

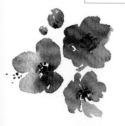

7-4 活絡關膝紓壓養生按摩法

由於 70% 的血液集中在人體的下半身，因此自古以來，腳就有人體第二心臟之說。除此之外，醫學典籍有言：「人之有腳，猶似樹有根，樹枯根先竭，人老腳先衰」。由此可知，若想養生保健就必須先養腳。

然而不管是在家中或辦公室，多數人坐著不動的時間比站著的時間長。這樣的生活習慣都容易使造成人體新陳代謝與腿部的負擔。因此，為了活化身體組織與改善腿部血液運化的功能，便可以搭配簡易的腿部伸展運動或芳香足浴按摩的方式，來刺激末梢血液的回流。藉此以緩解手腳冰冷與水腫等不適症狀。

腿部保養關鍵：

1. 慎防碰撞摔倒。

2. 放鬆腿部肌肉、釋放壓力。

3. 排除多餘水分、促進血液循環。

活絡關膝養生保健穴位

穴位名稱	經絡	緩解事項	位置
梁丘穴	胃經	胃痛、腹瀉、膝關節痛	髕骨外上緣 2 寸凹陷處
足三里穴	胃經	消脹氣、助消化、強化腸胃功能	膝蓋眼下方 3 寸
三陰交穴	腎經	維持年輕、延緩衰老	足踝內側上方 3 寸
解谿穴	胃經	踝關節痛、足下垂	踝關節前橫紋中央
湧泉穴	腎經	促進氣血循環、助眠	腳掌前半凹陷處，第 2、3 腳趾縫延伸到足跟連線 1/3 處。

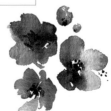

活絡關膝自我紓壓按摩 DIY

（一）活絡關膝勻油方式 (1) 調配適用精油後做肌膚測試 (2) 精油嗅吸 (3) 腿部勻油方向：雙手由上往下，交替滑推塗抹精油	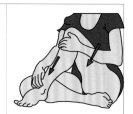
（二）活絡膝關節指壓法 採坐姿屈膝方式，用雙手拇指，以順時針方向，同時點按梁丘穴、足三里穴 3~6 次	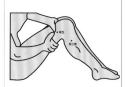
（三）活絡足踝穴點 採坐姿屈膝方式，手掌握持足踝關節 大拇指揉按三陰交穴；小拇指揉按解谿穴	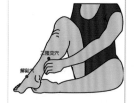
（四）足部輕盈順氣法 (1) 採坐姿，將一隻腳放在另一隻腳的膝蓋上，接著用雙手的拇指用力壓在湧泉穴上，揉推 36 次。 (2) 滑推足底 (3) 順拉每隻腳趾頭後，順氣出去	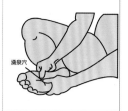

四季五行與芳香療法實務應用

【參考文獻】

《走進中醫》唐雲著積木文化出版

《紓壓按摩 DIY》呂秀齡著商周出版

《芳療實證全書》溫佑君著野人出版

《自我指壓術》今井義晴著大展出版社

《十二時辰自然養生》楊力著方舟文化

《零基礎學漢方芳療》唐金梅著大樹林出版

《照著體質學養生》唐博祥著方舟文化出版

《芳香療法理論與實務》曾俊明著華立出版

《跟著四季節氣一起瘦》彭燕婷著野人出版

《本草精油生活書》本草精油實驗室著野人出版

《顏面望診》東方教育研究院編著華威國際出版

《中醫基礎理論圖表解》周學勝著知音出版社出版

《醫師推薦 100 種芳療配方》川端一永著世茂出版

《24 節氣經絡芳療自癒全書》沈莉莎著大樹林出版

《吃對蔬食當然不生病》藥日本堂著新自然主義出版

《花草能量芳香療法》Gabriel Mojay 著生命潛能出版

《英國 IFA 芳香療法聖經》Joanna Hoare 著大樹林出版

《日本銷售第一的芳香療法聖經》和田文緒著大樹林出版

《修修臉，不化妝也敢見人》金昭亨著瑞醫美人國際媒體

《不可思議神奇經絡按摩保證讓你瘦》渡邊佳子著康鑑文化

四季五行與芳香療法實務應用

《快速學會中醫芳療提升配芳療癒效果》褚柏菁著大樹林出版

《五行食療新主張金木水火土全方位養生術》魏辛夷著達觀出版

《為女人量身設計的氣血水均衡對策》藥日本堂著睿其書房出版

《精油的療癒智慧芳療科學深度之旅》Kurt Schnaubelt 著世茂出版

《素顏美人養成中醫芳療才是關鍵》有藤文香著三采文化集團出版

《對症按摩圖典》長庚紀念醫院中醫部主治醫師群和著三采文化出版

《太極 SPA 芳香導引養生瘦身自然療法》鄧淼赫揚資訊有限公司出版

《芳香療法植物油寶典》Len Price,Ian Smith & Shirley Price 著世茂出版

《植物油全書認識 40 種植物油的功效》Ruth von Braunschweig 著商周出版

《10 分鐘的奇蹟 - 全方位經絡鬆筋健康美容養生術》王苓安著商訊文化出版

《芳療保健實務職能認證》謝妙 . 郭美貝 . 吳立安 . 張艾君著新文京出版有限公司

《教你面診觀察健康》健康養生堂編委會編著人類文化事業股份有限公司出版

中華本草芳香養生協會

一、 本會宗旨：

本會係以推廣大自然本草健康養生功法，以結合中式經絡穴位調理按摩與西式芳香療法的舒壓觀念，讓人們可以藉此重新檢視自己的身心狀況，以此達到保健養生的功效為宗旨。

二、本會之任務如下：

(1)推廣大自然本草健康養生功法。

(2)辦理健康養生休閒活動。

(3)邀請專業醫護人員辦理演講、座談會、研討會等活動。

(4)配合適當飲食、緩和活動，推廣正確的養生休閒觀念。

(5)宣導並推動自然養生概念，辦理健康養生課程。

三、 入會資格：

1. 個人會員：凡贊同本會宗旨，年滿二十歲、具有中華民國國籍，填具入會申請書，經本會理事會通過，並繳納入會費後，即成為本會會員。

2. 團體會員：凡經政府機關登記有案之本市公私立機構或團體，贊同本會宗旨，填具入會申請書，經理事會通過，並繳納入會費後，為團體會員，團體會員推派1人，以行使權力。

3. 贊助會員：贊同本會宗旨，具本會個人或團體資格者，填具入會申請書，經理事會通過，並繳納入會費後，為贊助會員。

4. 入會費：個人會員新臺幣 1000 元整，團體會員新臺幣 1,000 元整，於會員入會時繳納。

5. 常年會費：個人會員新臺幣 1000 元整，團體會員新臺幣 1,000 元整

中華本草芳香養生協會會員入會申請書

會員編號:

會員類別	□個人會員 □團體會員 □贊助會員		性別: 男 □ /女 □	
姓　名			出生日期:　年　月　日	
			身分證字號:	
連絡電話				
手　機			相片黏貼處	
E-mail				
戶籍地址				
通訊地址				
學　歷		經　歷	現職	
審　查 結　果	□ 准予入會 □ 歉難同意　原因		推薦人:	
申請人：（簽章）				
中　華　民　國　　　年　　　月　　　日				

備註：附繳證件: 1 吋照片乙份 / 附繳身分證影本乙份

入會申請表請表格寄送方式:

E-mail: ling996@yahoo.com.tw　/　地　址: (23149)新北市新店區福園街五巷 17 號

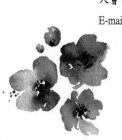

『中國文化大學進修推廣部　華岡興業基金會』
開課資訊

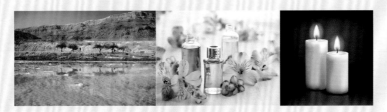

四季五行與芳香療法實務應用

課程名稱	課程名稱
節氣與芳療系列	掌握規律養生的生命節奏，集古人智慧順應節氣與經絡的自然調和，巧妙融合精油芳療，讓身體回復與大自然的平衡定律。
芳香輕療癒系列	結合中式經絡穴點按摩與西式芳香療法的舒壓觀念，將養生保健觀念靈活運用於日常生活當中。
HOME SPA 香氛養生之道	本課程是以循序漸進的方式去引導，以芳療師實務經驗為主，藉由植物精油的力量賦予生命溫度，並結合居家保健的紓壓按摩方式，以此達到自我保健的養生功效。

《適合對象》
(1) 對芳香療法舒壓按摩及經絡養生保健有興趣的朋友。
(2) 對輔助照護，經絡養生保健及精油認知、調配等有興趣者優先考慮。
(3) 想學習中醫智慧+西方芳療精華者。
....

《 報名資格 》＊高中職以上（孕婦及重大傷病者不宜）。
....

《 優待辦法＊網路報名可享95折優惠 》

＊兩人同行可享9折優惠　　（單堂課程不適用班代卷/不核發證書 ）

＊電話報名/諮詢專線:(02)27005858分機1，將有專人為您服務!
....

《 備註說明 》

＊未成年者、孕婦及重大傷病者不宜(因有使用精油)

＊上課請繳交材料費給老師(調配課堂體驗精油/植物油)

【以上師資、課程內容、時間及場地等，本單位保留變更之權利。】

～草本萱妍美容美體SPA芳香五行經典療程～
專屬VIP優惠卷
Feasts Meridian Aromatherapy
體驗草本芳香經絡的美好｜開啓香氣自癒養生之道

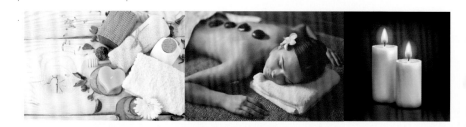

療程名稱	課程內容	適合對象
木之靈	芳香五行深層理肌按摩	清除累積在體內的廢物，改善疲勞痠痛
火之舞	芳香耳燭顱內淨化	紓解情緒起伏與壓力緊繃，恢復心靈平靜
土之晶	礦鹽代謝晶透活膚去角質	去除老廢角質，幫助體內新陳代謝
金之韻	甦活淋巴引流按摩	提升氣血循環，強化身體免疫力
水之流	芳香砭石舒壓按摩	啓動生命之源，開啓臟腑活力循環

芳香五行經典療程（60mins/~~$3600元~~）體驗價 1499元

■地　　址：新北市新店區福園街五巷17號1樓

■預約專線：0958-399-818 / 營業時間：AM10點-PM9點

■貴賓如欲使用本卷，請於7天前電話預約，使用期限至2019年6月30日

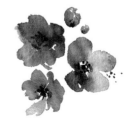

國家圖書館出版品預行編目資料

四季五行與芳香療法實務應用/ 戴愷萱 著
--初版-- 臺北市：博客思出版事業網：2019.04
ISBN：978-957-9267-06-9（平裝）

1.芳香療法 2.經絡療法 3.香精油

418.995　　　　　　　　　　　　　　108002087

四季五行與芳香療法實務應用

四季五行與芳香療法實務應用

作　　　者：戴愷萱
編　　　輯：塗宇樵
美　　　編：塗宇樵
封面設計：塗宇樵
出 版 者：博客思出版事業網
發　　　行：博客思出版事業網
地　　　址：臺北市中正區重慶南路1段121號8樓之14
電　　　話：（02）2331-1675 或（02）2311-1691
傳　　　真：（02）2832-6225
E—MAIL：books5w@gmail.com或books5w@yahoo.com.tw
網路書店：http://bookstv.com.tw/
　　　　　　http://store.pchome.com.tw/yesbooks/
　　　　　　博客來網路書店、博客思網路書店、
　　　　　　三民書局、金石堂書店
總 經 銷：聯合發行股份有限公司
電　　　話：（02）2917-8022　　傳　真：（02）2915-7212
劃撥戶名：蘭臺出版社 帳號：18995335
香港代理：香港聯合零售有限公司
地　　　址：香港新界大蒲汀麗路３６號中華商務印刷大樓
　　　　　　C&C Building, ３６,Ting, Lai, Road, Tai,Po, New,Territories
電　　　話：（852）2150-2100　　傳　真：（852）2356-0735
經 銷 商：廈門外圖集團有限公司
地　　　址：廈門市湖里區悅華路８號４樓
電　　　話：86-592-2230177　　傳　真：86-592-5365089
出版日期：2019年04月 初版
定　　　價：新臺幣450元整（平裝）
ISBN：978-957-9267-06-9